Roland Stutz

Modulationen neuromuskulärer Bewegungsregulation bei Laufbewegungen unter variierenden Bedingungen

disserta
Verlag

Stutz, Roland: Modulationen neuromuskulärer Bewegungsregulation bei
Laufbewegungen unter variierenden Bedingungen, Hamburg, disserta Verlag, 2011

ISBN: 978-3-942109-78-9
Druck: disserta Verlag, ein Imprint der Diplomica® Verlag GmbH, Hamburg, 2011

Bibliografische Information der Deutschen Nationalbibliothek
Die Deutsche Nationalbibliothek verzeichnet diese Publikation in der Deutschen
Nationalbibliografie; detaillierte bibliografische Daten sind im Internet über
http://dnb.d-nb.de abrufbar.

Die digitale Ausgabe (eBook-Ausgabe) dieses Titels trägt die ISBN 978-3-942109-79-6
und kann über den Handel oder den Verlag bezogen werden.

Johann Wolfgang Goethe-Universität Frankfurt am Main
Psychologie und Sportwissenschaften
Thema: Innervationsmodulationen neuromuskulärer Bewegungsmuster
bei Laufbewegungen unter variierenden Belastungen

Dieses Werk ist urheberrechtlich geschützt. Die dadurch begründeten Rechte, insbesondere die der Übersetzung, des Nachdrucks, des Vortrags, der Entnahme von Abbildungen und Tabellen, der Funksendung, der Mikroverfilmung oder der Vervielfältigung auf anderen Wegen und der Speicherung in Datenverarbeitungsanlagen, bleiben, auch bei nur auszugsweiser Verwertung, vorbehalten. Eine Vervielfältigung dieses Werkes oder von Teilen dieses Werkes ist auch im Einzelfall nur in den Grenzen der gesetzlichen Bestimmungen des Urheberrechtsgesetzes der Bundesrepublik Deutschland in der jeweils geltenden Fassung zulässig. Sie ist grundsätzlich vergütungspflichtig. Zuwiderhandlungen unterliegen den Strafbestimmungen des Urheberrechtes.

Die Wiedergabe von Gebrauchsnamen, Handelsnamen, Warenbezeichnungen usw. in diesem Werk berechtigt auch ohne besondere Kennzeichnung nicht zu der Annahme, dass solche Namen im Sinne der Warenzeichen- und Markenschutz-Gesetzgebung als frei zu betrachten wären und daher von jedermann benutzt werden dürften.

Die Informationen in diesem Werk wurden mit Sorgfalt erarbeitet. Dennoch können Fehler nicht vollständig ausgeschlossen werden und der Verlag, die Autoren oder Übersetzer übernehmen keine juristische Verantwortung oder irgendeine Haftung für evtl. verbliebene fehlerhafte Angaben und deren Folgen.

© disserta Verlag, ein Imprint der Diplomica Verlag GmbH
http://www.disserta-verlag.de, Hamburg 2011
Hergestellt in Deutschland

MODULATIONEN NEUROMUSKULÄRER BEWEGUNGSREGULATION BEI LAUFBEWEGUNGEN UNTER VARIIERENDEN BEDINGUNGEN

**Inauguraldissertation
zur Erlangung des Grades eines Doktors der Philosophie
im Fachbereich Sportwissenschaften der
Johann Wolfgang Goethe-Universität
zu Frankfurt am Main**

vorgelegt von:

**Roland Stutz
aus Darmstadt**

2001
(Einreichungsjahr)

1. Gutachter: Prof. Dr. D. Schmidtbleicher
2. Gutachter: Prof. Dr. Dr. W. Banzer

Tag der mündlichen Prüfung: 07. November 2001

GLIEDERUNG

GLIEDERUNG 3
EINLEITUNG 7
1. Laufuntersuchungen im historischen Rückblick 11
2. Laufen unter variierenden Bedingungen 15
2.1 Laufverhalten bei unterschiedlichen Geschwindigkeiten, Steigungen, Laufbandlaufen vs. Normallaufen 15
2.1.1 Laufverhalten bei verschiedenen Geschwindigkeitsvorgaben 16
2.1.2 Laufverhalten bei unterschiedlichen Steigungen 19
2.1.3 Laufbandlaufen versus Normallaufen 20
2.1.4 Bedeutung der ischiocruralen Muskelgruppe (i.M.) 22
2.2 Laufen unter ermüdenden Bedingungen 25
2.2.1 Mechanische Betrachtungsweise 25
2.2.2 Neurophysiologische Betrachtungsweise 30
2.3 Ermüdungsbedingte Veränderungen bei Bewegungen im Dehnungs-Verkürzungs-Zyklus (DVZ) 37
2.3.1 Muskelaktionsform Dehnungs-Verkürzungs-Zyklus (DVZ) 38
2.3.2 Ermüdungsverhalten im Dehnungs-Verkürzungs-Zyklus (DVZ) 41
2.4 Resümee des bisherigen Erkenntnisstandes 64
3. Zielsetzungen, Fragestellungen und Hypothesen 69
3.1 Bedeutung der ischiocruralen Muskelgruppe (i.M.) bei Laufbewegungen .. 71
3.2 Regulationsverhalten bei ermüdenden Laufbewegungen 73
4. Methodisches Vorgehen und Messverfahren 75
4.1 Versuchspläne 75
4.2 Personenstichproben 79
4.3 Eingesetzte Messverfahren 80
4.3.1 Kontrolle der Bewegungstechnik 81
4.3.1.1 Messung der Bodenkontaktzeiten 81

4.3.1.2 Messung der Schrittstrukturmerkmale 84
4.3.1.3 Messung der Gelenkwinkel 85
4.3.2 Erfassung der Muskelinnervation 87
4.3.3 Messung der Blutlaktatkonzentration 90
4.4 Versuchsdurchführung 91
4.5 Merkmalsstichprobe, Messgenauigkeit und Fehlerabschätzung 92
4.5.1 Signale zur Erfassung der Bodenkontaktzeiten, Flugzeiten und Schrittfrequenzen 92
4.5.1.1 Spannungs-Zeit-Kurven (S-Z-K) 92
4.5.1.2 Druck-Zeit-Kurven (DZK) 94
4.5.2 Geschwindigkeitsvorgaben 97
4.5.2.1 Laufband 97
4.5.2.2 Fahrrad 98
4.5.3 Signale zur Erfassung der Gelenkwinkel 99
4.5.3.1 Winkel-Zeit-Kurven (W-Z-K) 99
4.5.4 Muskelinnervation 101
4.5 Blutlaktat 105
4.6 Datenverarbeitung 106
5. Darstellung der Untersuchungsergebnisse 109
5.1 Regulation auf externe Randbedingungen (U1a, U1b) (Geschwindigkeit & Steigung) 109
5.1.1 Geschwindigkeitsvorgaben (U1a) 109
5.1.1.1 Bewegungstechnik 109
5.1.1.2 Innervationsmuster 114
5.1.2 Variation der Steigung (U1b) 124
5.1.2.1 Bewegungstechnik 124
5.1.2.2 Innervationsmuster 129
5.2 Ermüdungsbedingte Einflüsse 140
5.2.1 Ermüdungserscheinungen beim Laufbandlaufen (U2) 140

5.2.1.1 Bewegungstechnik ... 141
5.2.1.1.1 Bodenkontaktzeiten ... 141
5.2.1.1.2 Flugzeiten ... 142
5.2.1.1.3 Schrittfrequenzen ... 143
5.2.1.1.4 Gelenkwinkelveränderungen ... 143
5.2.1.2 Innervationsmuster ... 148
5.2.1.3 Stoffwechsel ... 157
5.2.2 Ermüdungserscheinungen beim Normallaufen (U3 & U4) ... 159
5.2.2.1 U3 Laufbahn ... 159
5.2.2.1.1 Bewegungstechnik ... 160
5.2.2.1.2 Innervationsmuster ... 164
5.2.2.1.3 Stoffwechsel ... 173
5.2.2.2 U4 Halle KAHLBACH ... 174
5.2.2.2.1 Bewegungstechnik ... 174
5.2.2.2.1.1 Bodenkontaktzeiten ... 174
5.2.2.2.1.2 Gelenkwinkelamplituden ... 175
5.2.2.2.1.3 Mittlere Winkelgeschwindigkeiten ... 177
5.2.2.2.2 Innervationsmuster ... 179
5.2.2.2.3 Stoffwechsel ... 187
6 Diskussion der Ergebnisse ... 189
6.1 Bedeutung der ischiocruralen Muskulatur ... 189
6.1.1 Regulation bei Geschwindigkeitserhöhung und Steigung ... 189
6.1.2 Vergleich Laufband vs. Normallaufen ... 192
6.2 Ermüdungsbedingte Veränderungen ... 194
6.2.1 Laufbandlaufen ... 194
6.2.2 Normallaufen ... 198
6.3 Abschließende Diskussion der Ergebnisse ... 200
7. Zusammenfassung ... 205
8 LITERATURVERZEICHNIS ... 211

EINLEITUNG

Seit mehr als 100 Jahren steht das Laufen im Mittelpunkt wissenschaftlichen Interesses. Die Entwicklung des Wissensgutes um die zentrale Bewegungsfertigkeit des Menschen neben dem Gehen, lässt sich an der Entwicklung der Messtechnik beschreiben.

So wurden neben der Chronofotografie, Filmanalysen durchgeführt, die erste Erkenntnisse über das Bewegungsverhalten des Menschen beim Laufen erbrachten.

Neben der Weiterentwicklung der kinematischen Verfahren, ermöglichte die Dynamografie die Messung der Bodenreaktionskräfte.

Zu den rein biomechanisch orientierten Verfahren, trat die Entwicklung von sportmedizinischen Analyseverfahren hinzu, die grundlegende Erkenntnisse über die Energiebereitstellung beim Laufen lieferten.

Grundlagen für die nach außen in Erscheinung tretenden Bewegungsfertigkeiten des Menschen wie das Laufen, Gehen und Springen sind jedoch die neuronalen Steuerungs- und Regelungsvorgänge. Die Ansteuerung des einzelnen Muskels (Muskelgruppen) als auch dessen Antagonisten unterliegt der Innervation durch das Nervensystem. Diese auf den ersten Blick einseitig gerichtete Abhängigkeit des Muskels vom Nervensystem ist zwar grundsätzlich richtig, beschneidet jedoch die modulierenden Interventionen der Rezeptoren im tendomuskulären System ganz erheblich. Ständige Rückmeldungen der Muskelspindeln und der Golgi-Sehnen-Organe wirken aus der Peripherie via efferente Bahnen neben anderen neuronalen Einflüssen modulierend auf den Motoneuronenpool ein. Zusätzlich unterliegt die Sensibilität der Rezeptoren einer parallelen Steuerung aus dem Motoneuronenpool ($\alpha\ \delta$ - Koaktivierung).

Seit einigen Jahren werden elektromyografische Untersuchungsverfahren und Auswerteroutinen eingesetzt, die einen wesentlichen Beitrag zum besseren Verständnis der komplexen Bewegungsleistung "Laufen" beim Menschen liefern konnten. Im Mittelpunkt der Betrachtungen standen dabei die Extensorenmuskeln. An ihnen konnte die Bedeutung und Funktion segmentaler Dehnungsreflexe für die menschliche Motorik nachgewiesen werden.

Dies gilt sowohl für die Standregulation, als auch für das Gehen, Laufen und Springen (SCHMIDTBLEICHER et al. 1978, DIETZ et al. 1981, 1987; FRICK 1993.)

In den o. g. Untersuchungen beschränkte man sich überwiegend auf die Plantarflexoren und -extensoren. Erst in neueren Untersuchungen von GOLLHOFER (1987c, 1989) und FRICK (1993) wurden die Knieextensorenmuskeln in die Analyse mit einbezogen.

Für die weitaus komplexeren Laufbewegungen erscheint nach funktionellen Überlegungen eine Einbeziehung der Hüftbeuge- und streckmuskulatur notwendig.

Untersuchungen von WIEMANN (1986, 1989, 1992), als auch Überlegungen von WASER (1985), beschäftigen sich mit der ischiocruralen Muskelgruppe (im Folgenden i.M. genannt) und deren möglichem Beitrag zur horizontalen Fortbewegungsgeschwindigkeit beim Sprint.

Funktionell zu den Knieflexoren, als auch zu den Hüftextensoren gehörig, wird ein möglicher Beitrag der o. g. Muskelgruppe als ziehende Komponente beim Sprintlauf während der Stützphase diskutiert. Hierbei wurde, in Anlehnung an das Lombard`sche Paradoxon, von WIEMANN (1992) ein Modell entwickelt, welches eine kniestreckende Wirkung der i.M. für die Laufbewegung beschreibt.

Zentrales Anliegen bisheriger Laufstudien war die Erfassung von biomechanischen und physiologischen Einflussgrößen und die Quantifizierung ihrer Veränderungen, wenn die Bewegungsgeschwindigkeit verändert wird (MACMAHON, 1984; CAVANAGH, 1990.)

Gleichwohl wurden die Auswirkungen der o. g. Einflussgrößen bei Laufbewegungen gegen unterschiedliche Steigungen untersucht. (SCHMIDTBLEICHER et al. 1978)

Trotz umfangreicher Erkenntnisse, die hierbei für das Verständnis von Laufbewegungen gewonnen wurden, gibt es bisher nur sehr wenige und uneinheitliche Aussagen über die Regulationsmechanismen bei ermüdenden Läufen.

1. Laufuntersuchungen im historischen Rückblick

Unter den Bewegungsfertigkeiten des Menschen nimmt das Laufen eine Sonderstellung ein. Die ersten biomechanischen Untersuchungen, die diesen Gegenstandsbereich bearbeiteten, sind über 150 Jahre alt. 1836 veröffentlichen WEBER und WEBER (zitiert nach CAVANAGH, 1990) ihre detaillierten Untersuchungen über Gang- und Laufbewegungen beim Menschen. Hierbei unterscheiden sie zwischen einem Eillauf und einem Sprunglauf, die heute eine Zuordnung zu einem Mittelstreckenlauf und einem Sprint erfahren dürften. Trotz banaler Untersuchungsmittel (bekannte Wegstrecke und Zeitmessungen) konnten die Autoren eine Reihe von heute noch gültigen Differenzierungen zwischen Gehen und Laufen aufstellen. Das Auftreten einer Flugphase als Definitionskriterium für Laufbewegung geht auf die beiden Brüder zurück. MUYBRIDGE (1887) und MAREY (1895) später auch FISCHER und BRAUNE (1889, zitiert nach CAVANGH, 1990) untersuchten mit den ihnen zur Verfügung stehenden Mitteln, Gang- als auf Laufbewegung. Motiviert wurden die Laufstudien zu dieser Zeit durch das französische Militär (MAREY, 1895) bzw. durch die preußische Armee. (FISCHER und BRAUNE, 1895–1904) Während in den frühen Jahren der Gang- und Laufstudien die Fotografie bzw. Chronophotographie benutzt wurde, konnten nachfolgend die Bewegungsmuster per Filmanalyse erfasst und interpretiert werden. Die rein kinematische Betrachtungsweise wurde nachfolgend ergänzt durch dynamische Parameter. So geht der erste Einsatz von einer Meßdruckplatte zu Registrierung der Bodenreaktionskräfte auf AMAR (1920) zurück, der mit Hilfe von dieser Messtechnik die Ganganalyse von Kriegsveteranen insbesondere von Beinamputierten untersuchte. Auch hierbei lässt sich der militärische Hintergrund nicht leugnen. Neben diesen biomechanisch geprägten Frühuntersuchungen traten alsbald Ansätze zur Analyse von mechanischer Effizienz beim Kurzsprint hinzu. (FURUSAWA et al. 1927) Dieses Modell zur Bestimmung der mechanischen Effizienz geht auf HILL (1927) bzw. deren Definition der mechanischen Effizienz als Verhältnis verrichteter Arbeit zur verbrauchten Energie zurück. FENN (1930) unterteilt Gesamtarbeit in Anteile innerer und äußerer Arbeit, vergleichbar zwischen der körpereigenen Kraft zur Segmentbeschleunigung und der auf den Körperschwerpunkt einwirkenden Bodenreaktionskraft. Hierzu benutzte FENN (1930) neben filmanalytischer Messtechnik eine Federkraftmessplatte zur Bestimmung der äußeren Arbeit. Ebenfalls unter Verwendung der Kinematographie gelingt es ELFTMANN (1940) durch Analyse von Teilkörpersegmenten den Einfluss von Muskelkräften auf die Laufökonomie beim Sprint zu belegen. Als richtungsweisend für nachfolgende Laufstudien gilt die Arbeit von HÖGBERGS (1952). Seine Untersuchung zeigt durch Variation der biomechanischer Parameter, Schrittlänge und Frequenz, deren Einfluss auf den jeweiligen Sauerstoffverbrauch. Den Angaben HÖGBERGS (1952) zufolge lässt sich durch die Wahl der optimalen Schrittlänge eine Minimierung des Sauerstoffbedarfs und somit ein Höchstmaß an Ökonomie auf aerober Ebene erzielen. CAVAGNA et al. (1964) ziehen erstmals die Nutzung der Muskelelastizität als Energiespeicher in Betracht. Nach seiner Auffassung trägt die negative Arbeit bis zu 40% zur Verringerung des O2-Bedarfs bei. Orientiert am Modell der inneren und äußeren Arbeit stellen CAVAGNA & KANEKO (1977) den von FENN (1930) beschriebenen Unabhängigkeitscharakter beider Arbeitsweisen in Frage. Die Autoren führen ihre modifizierten Interpretationen auf Effekte der Energieübertragung zwischen einzelnen Körpersegmenten zurück. Interessant erscheint in diesem Zusammenhang die Untersuchung von PUGH (1971), der die Einflussnahme des Luftwiderstandes auf die Laufeffizienz über eine differierende Sauerstoffnutzungsrate als Resultat variabler Anpassungsbedingungen (Gegenwind, Rückenwind und Windschattenlaufen) identifiziert. Eine Beeinflussung des

Energieverbrauchs durch Material wird zum Beispiel mit Gewichtsbestimmungen des Schuhwerks (NIGG, 1980), oder auch über Reaktionen auf unterschiedliche Bodenbeschaffenheiten (SCHMIDTBLEICHER, 1981b) nachgewiesen. Neben dem Einfluss bestimmter Muskelfaseranteile auf Lauf- und Sprintleistungen LUTHANAEN und KOMI (1980) wird unter anderem auf Beiträge des Muskeldehnungsreflexes zur Steuerung von Bewegungsintensitäten hingewiesen. (ANTONI et al. 1979). Zu diesen neueren Aspekten der Neurophysiologie, verfeinerten die Wissenschaftler die dynamographischen Ableitungen der verschiedenen Bodenreaktionskräfte um weitere Erkenntnisse über die rein mechanischen Parameter bei Laufbewegungen zu gewinnen (CAVANAGH und KRAM 1985; NIGG 1986; MERO und KOMI, 1986a). Schon hierbei wurde durch KOMI et al. (1987a, b) kritisch angemerkt, dass der Proband die Kraftmessplatte treffen muss, ohne seinen normalen Laufzyklus durch künstliche Verlängerung oder Verkürzung von Schritten zu verändern. Folgerichtig nutzten KOMI et al. (1987a, b) zur Erfassung der Bodenreaktionskräfte eine Serie von hintereinander gelegten Meßdruckplatte. Für eingehendere ausführliche historische Betrachtungsweisen der Laufuntersuchung sei an dieser Stelle auf die Arbeit von CAVANAGH (1990) verwiesen. Trotz dieser umfangreichen Synopse über Laufbewegung am Menschen, die durch das Standardwerk von CAVANAGH (1990) vorgelegt wurde, lassen sich Forschungslücken aufzeigen. Diese sind nicht nur allein durch die Entwicklung der Messtechnik begründet, sondern auch durch ein erweitertes Verständnis geprägt, welches sich aus unterschiedlichen biomechanischen Fachrichtungen zur Analyse dieser grundlegenden Bewegungsform des Menschen zusammen setzt. Nach einer Phase, in der jede Fachrichtung sich mit immer detaillierteren Fragestellungen, beschäftigt, die meist verbunden sind mit der Weiterentwicklung ihrer Verfahren bzw. Modelle, zeigen sich in letzter Zeit komplexere Forschungsansätze, die durch die Subsummierung der verschiedenen Sichtweisen gekennzeichnet sind. Hieraus werden Zusammenhänge zwischen den verschiedenen Parametern erklärbarer als durch eine einzelne detaillierte Fokussierung. Die Darstellung des aktuellen Kenntnisstandes hinsichtlich der Laufbewegung des Menschen wird in folgendem aufgezeigt werden müssen, damit Forschungslücken bzw. widersprüchliche Aussagen identifiziert werden können. Ein umfassender Ansatz, zur Aufklärung notwendiger Fragestellungen, kann somit aufgrund der vorliegenden Literaturrecherche formuliert werden.

2. Laufen unter variierenden Bedingungen

2.1 Laufverhalten bei unterschiedlichen Geschwindigkeiten, Steigungen, Laufbandlaufen vs. Normallaufen

Kategorisiert man die Vielzahl der biomechanischen Untersuchungen, die sich mit den Laufbewegungen beim Menschen beschäftigen, lassen sich zwei Hauptrichtungen der Zugangswege zu dieser Thematik aufzeigen. Erstere beschäftigt sich mit den biomechanischen Veränderungen wenn die externen Randbedingungen für Laufbewegung variieren. Hierzu zählen insbesondere die Geschwindigkeitsänderungen, die Anpassung an verschiedene Steigungen und der Vergleich Laufband versus Normallaufen. In Abhängigkeit zur Entwicklung der Messtechnik, die immer detailliertere Fragestellung ermöglichte, wurden zunächst kinematische Parameter, wie Schrittlänge, Spurbreite, Schrittfrequenz, später auch Körperschwerpunktsanalysen bzw. segmentale Teilkörperbewegung, bzw. Winkelveränderung berechnet. Dynamische Kenngrößen wie Bodenreaktionskräfte, Drehmomente und Impulse sowie auch nachfolgend die Ableitung neuronaler Innovationen von Muskeln der unteren Extremitäten konnten im Zuge der intensiven Auseinandersetzung mit menschlichen Laufbewegungen unter den drei oben genannten Hauptfragestellung beobachtet werden.

Eine Kurzzusammenfassung des Wissensgutes über die Laufbewegung des Menschen wird für diese Kategorie im Folgenden dargestellt:

Der Anspruch auf vollständige Darstellung aller bisherigen Fragestellungen wird nicht erhoben, sondern nur die wesentlichen Aspekte für das Verständnis von Laufbewegungen subsummiert. Als zweiten Zugangsweg die Phänomene von menschlichen Laufbewegungen zu untersuchen, offeriert sich durch eine Analyse der menschlichen Motorik wenn Ermüdung einsetzt. Vergleichbar mit der Entwicklung des Wissensgutes der externen

Randbedingung Geschwindigkeit, Steigung und den Vergleich Laufband versus Normallaufen lässt sich auch für diesen Zugangsweg eine parallele Entwicklung der Erkenntnisse über ermüdungsbedingte Veränderung beim Laufen mit der Messtechnik postulieren.

Die Resultate dieses Zugangsweges werden ebenfalls nachfolgend in einem Kapitel zusammengefasst und auf die wesentlichen Erkenntnisse beschränkt.

2.1.1 Laufverhalten bei verschiedenen Geschwindigkeitsvorgaben

Wie schon im vorhergehenden Kapitel motiviert werden im Folgenden die biomechanischen Veränderungen dargestellt, die sich bei Laufbewegungen des Menschen einstellen, wenn die Geschwindigkeiten variieren. Ausgehend von einer rein kinematischen Betrachtungsweise der Geschwindigkeitsänderung lässt sich faktorenanalytisch nachweisen (ROY, 1981), dass die Schrittlänge, die Schrittfrequenz und die Stützzeiten zusammen 85% der Varianz aufklären, die bei Geschwindigkeitsänderungen eintreten. Hierbei zeigt die Stützzeit allein 69% Aufklärung. Infolgedessen kann die Zunahme der Schrittlänge der Schrittfrequenz und die Reduzierung der Stützzeit als Ausdruck der zunehmenden Laufgeschwindigkeit dargestellt werden.

Insbesondere erscheint die Zunahme der Frequenz, die Zunahme der Schrittlänge zu überwiegen (WILLIAMS, 1985). Diese Aussagen werden von einer Reihe von Autoren bestätigt (DILLMANN, 1975; BALLREICH, 1969; BALLREICH und GABEL, 1975; CAVANAGH, 1990; CHAPMANN und CALDWELL, 1983; GUNDLACH, 1963; MANN und HAGY, 1980; NELSON et al. 1972).

Zusätzlich ergänzt KÜCHLER et al. (1992), dass die Flugzeit ebenfalls mit zunehmender Geschwindigkeit abnimmt. Die Frage einer Identifizierung von Parametern, die für eine maximale Laufgeschwindigkeit zuständig sind, gehen neben GUNDLACH (1963) und HOFFMANN (1964) auch BALLREICH und GABEL (1975) nach. Die Autoren bestätigen für die untersuchte Klientel eine mögliche Erhöhung der Laufgeschwindigkeit durch Zunahme der Schrittfrequenzen unter Beibehaltung der Schrittlänge. Einschränkend erwähnen HÖGBERG (1952), BOSKO (1987), SINNING und FORSYTHE (1970), dass die Schrittlänge gegen Ende der Geschwindigkeitserhöhung ein Plateau erreicht. Untersuchungen von MERO & KOMI (1987a) und BOSCO und VITTORI (1987) beschäftigen sich mit den biomechanischen Veränderungen bei submaximalen, maximalen und Supramaximalen Geschwindigkeitsveränderungen, in dem sie einen komplexen Untersuchungsansatz wählten. Hierbei wurden sowohl kinematische, als auch dynamische Parameter sowie elektromyographische Aktivitäten erfasst. Neben den erwarteten Reduktionen der Stützzeit und der Flugzeit konnten jedoch leichte Zunahmen der Schrittlängen aufgezeigt werden, wenn supramaximale Geschwindigkeiten mit Hilfe von Zugseilen untersucht wurden.

Die Analysen der EMG-Ableitung ergab eine deutliche Zunahme der Voraktivität (Aktivierung vor Beginn des Bodenkontakts) mit zunehmender Geschwindigkeit, einhergehend mit einem hohen Kraftstoß in der Brems- und Beschleunigungsphase. Die Gestaltung der Kraft-Zeit-Kurven während Bodenkontakt ist jedoch interindividuell unterschiedlich (MIYASHITA et al. 1971).

CHAPMANN und CALDWELL (1983) identifizieren den limitierenden Faktor für die Laufgeschwindigkeit in einem begrenzenden Einfluss des exzentrischen Drehmoments am Kniegelenk zur Rückführung des Beins zum Bodenkontakt. MERO et al. (1982, 1986a) zeigen, dass für das

Erreichen hoher Sprintgeschwindigkeiten der Beginn der exzentrischen Phase entscheidend ist. Hierbei ist der Verlust der Horizontalgeschwindigkeit des Körperschwerpunktes so gering wie möglich zu halten. GOLLHOFER et al. (1984) können durch einen komplexen biomechanischen Ansatzes die Speicherung elastischer Energie in der Achillessehne nachweisen und erweitern diese Erkenntnisse auf die Beinextensorenmuskeln. Höhere Laufgeschwindigkeiten dehnen demnach die Wadenmuskulatur schneller, wodurch stärkere Aktivierung des musculus triceps surae, insbesondere durch segmentale Reflexaktivität, die Folge ist. Eine Erhöhung der Muskelstiffness ist demnach ein wesentlicher Beitrag für die neuronale Anpassung der menschlichen Motorik, wenn die Laufgeschwindigkeit erhöht wird.

HOSHIKAWA et al. (1973) konnte neben einer Reihe anderer Autoren die Zunahme der elektromyographischen Aktivität der Beinextensorenmuskeln beobachten, wenn die Laufgeschwindigkeit zunimmt. Diese Beziehung ist jedoch nicht linear. Dies hängt unmittelbar mit der Inhomogenität der untersuchten Läufer zusammen. Bei guten Läufern zeigt sich bei gleicher Geschwindigkeit eine geringere elektromyographische Aktivität, während MIYASHITA et al. (1971) die exponentielle Zunahme des IEMG mit steigenden Laufgeschwindigkeiten postulieren, differenzieren ITO et al. (1985) die elektromechanische Effizienz anhand unterschiedlicher Geschwindigkeiten. Interessant ist die Feststellung, dass das prozentuale IEMG während Bodenkontakt gleich bleibt, wobei das prozentuale IEMG in der Flugphase mit der Zunahme der Laufgeschwindigkeit zunimmt.

Ihre Aussagen, dass während des Bodenkontakts die mechanische Effizienz um das zweifache höher ist, als in der Flugphase, werden mit der Speicherung elastischer Energie in Verbindung gebracht. Neben einer Reihe weiterer Untersuchungen, die sowohl mechanische, als auch neurophysiologische Parameter bei unterschiedlichen Laufgeschwindigkeiten untersuchten, stehen eine relativ geringe Anzahl von Veröffentlichungen zur Verfügung, die sich mit den Auswirkungen auf unterschiedliche Steigung beschäftigten.

2.1.2 Laufverhalten bei unterschiedlichen Steigungen

SCHMIDTBLEICHER et al. (1981a) konnten aufzeigen, dass der M. gastrocnemius sowohl bei Geschwindigkeit als auch bei Steigungsvariationen lediglich mit qualitativen Veränderungen reagiert. Während der musculus rectus femoris bei Steigungen über 20% mit Änderung in der Ausprägung des Innervationsmusters reagiert. Die Anpassung des musculus rectus femoris an Geschwindigkeitszunahmen ist hingegen nur quantitativer Art. Zu den Variationen externer Randbedingungen bei Laufbewegung des Menschen, zählen neben den Modulationen von Geschwindigkeit und Steigung (SCHMIDTBLEICHER et al. 1978 und SCHMIDTBLEICHER, 1984), auch die Auswirkungen des Schuhwerks und der Bodenbeschaffenheit auf die Innervationsmuster der Beinextensorenmuskeln, als auch die diversen provozierten Auslenkungen auf dieses Bewegungsverhalten (ANTONI et al. 1979, KOMI & GOLLHOFER 1991 und KOMI et al. 1987b).

Aus diesen Studien ist die Erkenntnis zu entnehmen, dass die Innervationsmuster einen sensiblen Mechanismus zu Steuerung und Kontrolle der Laufbewegung darstellen, welche die Grundlage für die nach außen sichtbaren mechanischen Veränderungen bilden.

2.1.3 Laufbandlaufen versus Normallaufen

Neben den vielfältigen Auswirkungen der Geschwindigkeitsvariationen und Steigung auf die verschiedensten biomechanischen Kenngrößen beim Laufen stellt der Vergleich des Laufbandlaufens mit dem normalen Laufen eine weitere Klassifizierungsmöglichkeit dar.

Die Studien, die den Vergleich des Laufbandlaufens mit dem normalen Laufen zum Inhalt haben, wurden durch kritische Stimmen motiviert, die die Resultate der meisten biomechanischen Laufstudien, die wegen besserer Kontrolle der Geschwindigkeitsvorgaben auf dem Laufband stattfanden, hinterfragten. Untersuchungen von NELSON et al. (1972) ELLIOT & BLANKSBY (1976) und FRISHBERG (1983) zeigen beachtliche Unterschiede zwischen den beiden Versuchsbedingungen bezüglich der biomechanischen Parameter Schrittlänge, Frequenz und Bodenkontaktzeit. Die Unterschiede der Gelenkwinkelveränderung der unteren Extremitäten, die sich beim Laufen auf den beiden Untergründen einstellten, sind häufig auf die Probanden zurückzuführen (NIGG et al. 1981b und 1983, SCHWAB et al. 1983; REINISCH et al. 1991).

Unter der Voraussetzung, dass der Motor eines Laufbandes stark genug sei, eine gleichmäßige Geschwindigkeit zu applizieren, postuliert VAN INGEN SCHENAU (1980) mittels mathematischer Modellierungen, dass sich die beiden Laufmodi nicht unterscheiden. Die bisher festgestellten Unterschiede erklärt der Autor mit dem fehlenden Luftwiderstand und wahrscheinlich mit verändertem sensorischen Feedback. Dieses konnten MILANI et al. (1988) anhand der Messergebnisse mit Hilfe von Beschleunigungssensoren erhärten. REINISCH et al. (1991) konnten signifikante Unterschiede in Bezug auf Gesamtimpuls, Schrittlänge und Kniegelenkwinkel zwischen den beiden Laufmodi aufzeigen. Dem Kniegelenk kommt bei Adaptation auf die beiden Laufbedingungen eine besondere Rolle zu, da hier die

Änderungen des Initialwinkels, des Winkelwegs und der Bremsbeschleunigung am größten sind.

Für die Laufschuhforschung postulieren die oben genannten Autoren, dass die Laufschuhe dort zu testen seien, wo sie später auch eingesetzt würden. Dies steht in guter Übereinstimmung mit den Aussagen von BRÜGGEMANN et al. (1991).

Unterschiede im Vergleich Laufband versus Normallauf fanden WANK et al. (1998) in ihrer komplex angelegte Studie über biomechanische und neurophysiologische Parameter. Sowohl in den kinematischen, als auch in den elektromyographischen Kennwerten konnten signifikante Unterschiede aufgezeigt werden. Sowohl die Schrittlängen als auch die Schrittfrequenzen und Kontaktzeiten unterscheiden sich in den beiden Laufbedingungen signifikant, wobei die Unterschiede geschwindigkeitsabhängig differieren.

Die Amplitude des Beinschwungs als auch der vertikale Hub des Körperschwerpunktes waren auf dem Laufband reduziert. Dies führt die Autoren zu der Annahme, die externe Arbeit sei auf dem Laufband geringer. In der Analyse der elektromyographischen Ableitung lassen sich nahezu vergleichbare Innervationsmuster für die beiden Laufsituationen finden. Der M. vastus lateralis zeigt auf dem Laufband jedoch eine reduzierte Aktivität während Bodenkontakt, die von den Autoren unmittelbar in Zusammenhang mit den geringeren KSP-Schwankungen gebracht wird. Die höhere Aktivierung des M. bizeps femoris caput longum in den letzten Abschnitten des Bodenkontakts auf dem Laufband erklären WANK et al. (1998) mit dem stärker nach vorne geneigten Rumpf. Da personenbezogene Unterschiede im Vergleich der beiden Laufbedingungen auftraten, raten die Autoren davon ab, die aufgezeigten Unterschiede zu generalisieren. Für künftige Laufuntersuchungen muss vorher geprüft werden, welche Parameter zur Analyse herangezogen werden sollen und ob diese Abhängigkeiten zwischen den beiden Laufbedingungen aufweisen.

2.1.4 Bedeutung der ischiocruralen Muskelgruppe (i.M.)

Die von WASER (1985) neutral formulierte, ziehende Komponente dieser Muskelgruppe zum Zeitpunkt des Stützes, kann nach eingehenden Überlegungen nur dann wirksam werden, wenn die vertikale Projektion des Körperschwerpunktes (KSP) hinter dem Fußaufsatz liegt.

In eigenen Untersuchungen (STUTZ, 1991) konnte gezeigt werden, dass die Aktivität der ischiocruralen Muskelgruppe während der frühen Phase eines Sprintlaufs geringer ist, als in den Phasen danach.

Daraus ist zu folgern, dass der Beitrag dieser Muskelgruppe an der horizontalen Bewegungsschnelligkeit für alle Phasen nach der Startbeschleunigung deutlich größer ist, als zu Beginn.

Bei der o. g. Untersuchung konnte zudem festgestellt werden, dass zumindest in Teilen der ischiocruralen Muskulatur hohe Aktivitätsspitzen nach dem Auftreffen des Fußes auf dem Untergrund auftreten.

Da diese Aktivität deutlich höher liegt, als die willkürlich produzierte EMG-Amplitude, kann man davon ausgehen, dass propriozeptive Zusatzaktivität die Muskelkraft der ischiocruralen Muskulatur verstärkt.

Aufgrund der physischen Zusatzaktivität in der i.M. die ca. 30ms nach Auftreffen des Fußes auf den Boden im EMG festgestellt werden konnte, kann vermutet werden, dass eine initiale Dehnung der o. g. Muskelgruppe mit Beginn des Bodenkontakts stattgefunden hat.

Dies steht im Einklang mit den Hüftwinkelveränderungen, die zeitgleich über Goniometersignale in den eigenen Untersuchungen registriert wurden. Es konnte keineswegs, wie in der Literatur dargestellt wird, eine kontinuierliche Hüftstreckung während der gesamten Bodenkontaktphase festgestellt werden.

Dieser Unterschied liegt in der Messwerterfassung (Filmanalyse versus Goniometrie) begründet. Die Filmanalyse erfasst den Rumpfbereich als starres Segment. Dies hat zur Folge, dass die Bewegungen im Lendenwirbelbereich, die funktionell auf das Becken und damit auf die Ansätze der Hüftmuskeln wirken, nicht registriert werden können.

Mit der goniometrischen Hüftwinkelerfassung kann unserer Meinung nach, die Veränderungen des Hüftgelenks genauer erfasst werden. Die Resultate belegen, dass nach Auftreffen des Fußes auf den Boden, sowohl eine Verminderung des Fuß- und Kniegelenkwinkels, als auch eine Verringerung des Hüftwinkels bei Laufbewegungen eintritt. Diese Gelenkwinkelveränderungen stellen sich vom Fuß-, über das Knie- zum Hüftgelenk zeitlich nacheinander ein.

Die Veränderungen in Form einer exzentrischen Muskelbeanspruchung betreffen somit nicht nur die Fuß- und Kniegelenkextensoren, sondern auch die Hüftextensorenmuskeln.

Mit diesen Erkenntnissen, die aus elektromyografischen Ableitungen, in Verbindung mit der Kontrolle der Bewegungstechnik gewonnen wurden, und mit den korrelativen Zusammenhängen, die zwischen den isometrischen Maximalkraftkennwerten verschiedener Beinmuskelgruppen und der Bewegungsschnelligkeit auf Teilabschnitten eines 100m-Sprintlaufs gefunden wurden (STUTZ, 1992), muss für die i. M. ein hoher funktioneller Stellenwert für die Laufbewegung postuliert werden.

Aufgrund der propriozeptiven Modulation der Grundinnervation, die ausschließlich bei schneller initialer Dehnung eines Muskels wirksam wird, sollte zum derzeitigen Erkenntnisstand von einer hüftstreckenden Wirkung der i.M., in Verbindung mit kniestabilisierenden Anteilen, ausgegangen werden.

Dies lässt sich durch folgenden Sachverhalt verdeutlichen:

Die reflexauslösende Dehnung eines Muskels oder einer Muskelgruppe, kann nur durch eine schnelle Verlängerung (Vergrößerung des Abstandes zwischen dem Ansatz und dem Ursprung) des betreffenden Muskels hervorgerufen werden.

Kann ein Dehnungsreflex für einen zweigelenkigen Muskel, bei gleichzeitiger Beugung beider Gelenke nachgewiesen werden (SCHMIDTBLEICHER et al., 1978; DIETZ et al., 1981), muss die Beugung eines Gelenks (z.B. Längung des M. gastrocnemius durch Fußgelenksbeugung beim Laufen) die zeitgleiche Beugung des beteiligten Kniegelenkes (Verkürzung des M. gastrocnemius) überkompensieren.

Überträgt man diese Funktionsweise auf die i.M. bei Lauf- und Sprungbewegungen, liegt die funktionelle Dominanz dieser Muskelgruppe während der Bodenkontaktphase primär in der Hüftstreckbewegung.

Darüber hinaus muss einem in der Literatur dargestellten Sachverhalt aufgrund der gewonnenen Resultate widersprochen werden. Die qualitativ gleichgeartete Aktivierung, die dem medialen (musculus semimembranosus und m. semitendinosus) und lateralen Anteil (m. biceps femoris caput longum und m. caput breve) der i.M. zugesprochen wird, ist interindividuell unterschiedlich und wie bisher festgestellt werden konnte, intraindividuell vom Grad der Ermüdung abhängig (STUTZ, 1992).

Weiterführende Aussagen hinsichtlich der funktionellen Bedeutung der o. g. Muskelgruppe wären rein spekulativ.

Neuere Untersuchungen von GOLLHOFER (1993) weisen zusätzlich auf einen weitaus größeren Komplexitätsgrad der neuromuskulären Bewegungsregulation hin. Durch systematische Variation der externen Randbedingungen konnten die Einflüsse des visuellen, vestibulären und propriozeptiven Systems auf die Bewegungsregulation abgeschätzt werden.

Überträgt man die Erkenntnisse auf die derzeitige Diskussion hinsichtlich der Bedeutung einzelnen Muskelgruppen an der Laufbewegung (WIEMANN, 1986) ist festzustellen, dass aufgrund der Analyse eines Schrittes nicht auf die funktionelle Bedeutung eines Muskels oder einer Muskelgruppe geschlossen werden kann. Hierzu ist die systematische Variation von geeigneten externen oder gar internen Einflüssen notwendig. Folglich werden in der vorliegenden Arbeit Variationen der Bedingungen unter denen Laufen stattfinden kann (diskrete Geschwindigkeitsänderungen, Laufen gegen eine Steigung, Laufen unter ermüdenden Bedingungen) durchgeführt und die Modulationen in den Innervationsmustern aufgezeigt und diskutiert.

2.2 Laufen unter ermüdenden Bedingungen

Da das Ermüdungsverhalten für das menschliche Bewegungssystem generell, als auch im Besonderen bei Bewegungen im Sport eine zentrale Rolle für Trainings- und Wettkampfplanung darstellt, entwickelt sich hieraus das Bedürfnis den aktuellen Erkenntnisstand dieser Thematik darzustellen.

2.2.1 Mechanische Betrachtungsweise

Die biomechanisch orientierte Ermüdungsforschung bei Laufbewegungen zeigt ein sehr umfangreiches Wissensgut, wenn es um die Darstellung der Veränderung der mechanischen Kenngrößen geht. ZACZIORSY (1987) widmet diesem Themenbereich eine umfangreiche Synopse von Untersuchungen. Daraus resultierend entwickelt sich Ermüdung in zwei Phasen.

1. Die Phase der kompensierten Ermüdung, in der der Sportler ungeachtet steigender Schwierigkeiten seine Geschwindigkeit auf dem gleichen Niveau hält.
2. Die Phase der dekompensierten Ermüdung, in der der Sportler trotz aller Anstrengung die notwendige Bewegungsgeschwindigkeit nicht mehr beibehalten kann.

Als Folge zeigt sich bei zyklischen Sportarten wie dem Laufen, eine Verkleinerung der Schrittlänge, was in der ersten Zeit durch eine erhöhte Schrittfrequenz ausgeglichen wird, so dass sich in der Phase der kompensierten Ermüdung die Bewegungsgeschwindigkeit des Sportlers nicht ändert. Danach fällt die Geschwindigkeit trotz der erhöhten Schrittfrequenz ab. Untersuchungen unter Wettkampfbedingungen zeigen (5.000m, 10.000m-Läufe) sehr deutlich taktische Verhaltensweisen, die eine Abnahme der Geschwindigkeiten gegen Ende des Wettkampfes eher entgegenwirken und einem Ermüdungsphänomen keinen Raum einräumt. Bei ermüdenden Einzelläufen identifizieren FAVEL et al. (1972), PROVOF et al. (1972) bei 400, 5.000 und 10.000m-Läufen den Hauptfaktor von Ermüdung bei Laufbewegung in der Reduktion der Schrittlänge. Resümierend geht ZACZIORSKY (1987) von der Annahme aus, dass sich die Ermüdung bei Laufbewegung zuerst in eine Verringerung der Kontraktionskraft der Muskeln zeigt, was zum Absinken der Abstoßkraft und Geschwindigkeit sowie zur Verringerung der Schrittlänge führt.

Untersuchungen zur lokalen Ermüdung, die im Labor durchgeführt wurden, stimmen mit der Annahme überein, dass im Zustand der Ermüdung die Schnellkraftfähigkeiten des motorischen Apparates ungefähr gleichmäßig sinken wie die Kurve der Kraft-Geschwindigkeitsrelation. Nach Aussage von ZACZIORSKY (1987) kann mit großer Sicherheit davon ausgegangen werden, dass in der Phase der kompensierten Ermüdung die

Veränderungen in der Technik durch eine Suche nach oder die Realisierung von optimalen Varianten für die Ausschöpfung des sich ändernden motorischen Potentials bedingt sind und nicht mit der Verschlechterung der Koordination zusammenhängen.

Es ist interessant zu bemerken, dass die Kompensationsveränderung in der Technik schon relativ zeitig beginnen, ungefähr nach einem Drittel der Zeit, in der der Sportler die vorgegebene Bewegungsgeschwindigkeit beibehalten kann. Nach ZACZIORSKY (1987) gibt es keinen Grund von einer Verschlechterung der Steuerungsqualitäten zu sprechen, da die Varianz der einzelnen Zykluszeit nicht steigt.

In der Phase der nicht kompensierten Ermüdung ist es nicht immer klar, ob diese oder jene Veränderung in der Technik entweder anpassungs- oder ermüdungsbedingt sind. Schlussfolgernd schließt ZACZIORSKY seine Ausführungen damit, dass nicht nur die Reduzierung der Schrittlängen- und Schrittfrequenzen sich ermüdungsbedingt einstellen, sondern noch andere Veränderung biomechanischer Charakteristika unter dem Einfluss der Ermüdung nachzuweisen sind. Hierzu seien jedoch nur wenige Daten gesammelt worden, die allgemeingültige Rückschlüsse auf die Ermüdungsregulation bei Laufbewegung zulassen.

Biomechanische Ermüdungsstudien verfolgen in erster Linie die Veränderungen von typischen Bewegungstechniken im Belastungs-verlauf. Im Laufbereich stehen die Studien mit kinematischen und dynamischen Einflussgrößen größtenteils bezogen auf die Schrittstruktur im Vordergrund. Diese Parameter orientieren sich einheitlich an der Abbildung der Lauftechnik in Bewegungsrichtung (ZACZIORSKY, 1987; BATES und HAVEN, 1974).

Hierbei wird eine dreidimensionale Bewegung nur in zwei Ebenen dargestellt. Die Lateralkomponenten der Laufbewegung und deren ermüdungsbedingten Veränderungen sind nur unzureichend untersucht. Plausibilitätsüberlegungen führen zu der Annahme, dass orthogonal zur Laufrichtung gerichtete Schrittstrukturmerkmale ähnliche unökonomische Ausprägung aufzeigen, wie die Schrittlänge und Schrittfrequenz (BATES und OSTERNIG, 1977).

Eine abnehmende Laufgeschwindigkeit in der Endphase des 800m-Laufs führt KANEKO (1991) wie ZACZIORSKI (1987) auf eine gleichzeitige Verminderung von Schrittlänge und Schrittfrequenz zurück. In Übereinstimmung mit BATES und OSTERNIG (1986) liegt laut KANEKO (1991) die Schrittlängenverkürzung in einem abnehmenden Bewegungsumfang des Hüftgelenks, respektive verminderter mechanischer Arbeit, begründet. Eine zeitliche Ausdehnung der Stützphase erhöht unter anderem die Summe der Bremskraftimpulse, deren Überwindung mit einem ineffizienten Energieverbrauch verbunden ist (NUMELA 1991). LÜCHTENBERG (1987) belegt, dass es in den Start- und Zielphasen, selbst unter Testbedingungen, bei 1.500 und 3.000m-Läufen zu signifikant höheren Geschwindigkeiten kommt. Dies belegt auch KEHM (1993) bei 1.500m-Läufen trotz der Vorgabe, die Distanz schnellstmöglich zu durchlaufen.

Hinsichtlich des Laufprofils des 1.500m-Laufs liegt nach GOLITZ (1991) als auch nach LÜCHTENBERG (1987) unter den bewegungstechnischen Einflussgrößen der Laufzeit eine Dominanz der Schrittlänge vor.

Infolge der einheitlichen Erkenntnis (ZACZIORSKY, 1987; KEHM, 1993; STUTZ, 1994; ELLIOTT und ROBERTS, 1980), dass die Zuordnungen der ermüdungsbedingten Veränderungen auf die renntaktische Geschwindigkeitsschwankung sehr nahe liegt, somit die Anpassungsvorgänge der verschiedenen Parameter nicht in Erscheinung treten können, ergibt sich die Notwendigkeit einer kontrollierten Geschwindigkeitsvorgabe bei weiteren Ermüdungsstudien.

WILLIAMES (1985) verdeutlicht unter anderem diese Forderung damit, dass die "majority of biomechanical parameters measured during running" durch die Geschwindigkeit beeinflusst werden.

Neben den ermüdungsbedingten Veränderungen diverser biomechanischer Parameter lassen sich die Laufstudien zum Thema Ermüdung auch anhand der Laufstrecken bzw. Disziplinen darstellen. Hierzu stehen eine Reihe von Untersuchungen zur Verfügung, die sich mit dem ermüdungsbedingten Anpassungen eines 400m-Sprint-Laufs beschäftigen (BATES und HAVEN 1974; SPRAGUE und MANN, 1983; MERO et al. 1986b; NUMELA et al. 1992; CHAPMAN 1982).

Allgemein gilt die Aussage, dass die Anpassungen auf Ermüdung bei Laufbewegung nicht einheitlich gleich sind, sondern in unterschiedlicher Art und Weise in Erscheinung treten. Neben den individuellen Leistungsunterschieden der Läufer und deren unmittelbarer Auswirkung auf die Kenngrößenveränderungen verfügt der Mensch über eine ganze Reihe von Anpassungsmöglichkeiten wenn Ermüdung beim Laufen eintritt.

Untersuchungen bei einem 10.000m-Lauf (ELLIOT und ACKLAND, 1981; NOHARA und HARADA, 1993) zeigen einheitlich die erwarteten Veränderungen hinsichtlich einer Reduktion der Schrittlängen, nicht aber in Bezug auf die Schrittfrequenz. NOHARA und HARADA (1993) finden im Gegensatz zu ELLIOT und AKLAND (1981) keine signifikanten Veränderungen der Schrittfrequenzen. Der leichte Rückgang der Schrittfrequenz wird mit den verlängerten Bodenkontaktzeiten erklärt. Lediglich erwähnenswert sind die methodischen Ansätze einer extremen Belastungsform eines Ermüdungstreatments beim Laufen von MARSHALL et al. (1990). Sie analysierten die Bewegungstechnik von Teilnehmern am Mount Everest Downhill-Running, einen Marathon-Lauf bergab. Das starke Gefälle von 21,8 bis 26,8% zeigte im Vergleich mit Normallaufen eine leicht geringere Laufgeschwindigkeit, geringere Schrittlängen und gestrecktere Beine (kleinerer Kniegelenkwinkel) zu Beginn des Bodenkontakts.

Aufgrund verschiedenster technischer und organisatorischer Gründe konnte dem eigentlichen Anliegen der Arbeit – Ermüdung zu untersuchen – nicht nachgekommen werden.

Auch KÜCHLER et al. (1992) konnten trotz Hauptanliegens ihrer Studien Ermüdung bei Laufbewegungen zu untersuchen, keine signifikanten Veränderungen feststellen, da sie durch zu niedrige Wahl der Vorgabegeschwindigkeit keine Ermüdung setzen konnten.

Die letzten beiden genannten Untersuchungen in Bezug auf ermüdungsbedingte Laufbewegung beim Menschen, dürften eher in die Kategorie methodischen Unvermögens eingeordnet werden, als zu einem Beitrag wissenschaftlichen Erkenntnisfortschrittes.

2.2.2 Neurophysiologische Betrachtungsweise

NUMMELA et al. (1991) untersuchten an einem Probandengut von 6 männlichen Leichtathleten die Auswirkungen von einsetzender Ermüdung bei 400m-Läufen und deren Teilsegmenten. Interessant an diesem Ansatz erscheint das Untersuchungsdesign, welches an zwei aufeinanderfolgenden Tagen den Probanden je zwei Läufe mit 5 Stunden Pause abverlangte. 400m und 200m-Läufe am ersten Tag und 100 und 300m am zweiten Tag. Der wissenschaftliche Ansatz zur Untersuchung von Ermüdung lag in der selektiven Erfassung der einzelnen Ermüdungsgrade, die sich bei einem 400m-Lauf einstellen. Als Vorgabe der Laufzeit über 400m-Lauf diente der Geschwindigkeitsvorgabe auf den Teilsegmenten 100, 200 und 300m-Läufen mit Hilfe eines Lichtsignals. Zu der Registrierung der Laktatwerte wurden die Kontaktzeiten und die Schrittlängen als auch die Bodenreaktionskräfte gemessen.

Neben diesen rein mechanischen und kinematischen Kenngrößen wurden die Innervationsmuster von Musculus gastrocnemius, M. biceps femoris mit Oberflächenelektroden abgeleitet und telemetrisch erfasst.
Allerdings konnten nur M. gastrocnemius und M. vastus zur Analyse herangezogen werden, da die Signale der anderen beiden Muskelgruppen am Oberschenkel nicht auswertbar waren.
Vor und nach den ermüdenden Läufen wurden zusätzlich Drop-Jumps durchgeführt. Neben der signifikanten Zunahme der Kontaktzeiten zeigte sich bei den 400m-Läufen eine Konstanz der Flugzeit mit einer Reduktion der Laufgeschwindigkeit der Schrittlänge und der Schrittfrequenz. Die Laktatwerte stiegen mit zunehmender Laufstrecke signifikant an. Der Spitzenwert zeigte sich beim 100m-Segment in der 3. Nachbelastungsminute und in der 6. Nachbelastungsminute bei allen anderen Läufen über 200, 300, 400m, wobei die Zuwachsrate der Laktatwerte mit zunehmender Renndistanz signifikant abnahm. Die Endzeit über 400m korreliert signifikant negativ (-.99) mit dem erreichten maximalen Laktatwert.
Dies zeigt sich jedoch nicht bei der Analyse der anderen Laufabschnitte. Die Untersuchung der Innervationsmuster von M. gastrocnemius und M. vastus ergab eine steigende Zunahme der Aktivität insbesondere in den ersten 50 Millisekunden der Stützphase bei den 400m-Läufen. Die maximale Aktivität nahm signifikant um 24,2% zu, die minimale Aktivität blieb dagegen gleich. Der berechnete Entspannungsfaktor, der die EMG-Aktivität unterhalb 10% von der maximalen Aktivität prozentual zum Schrittzyklus angibt, reduzierte sich deutlich. Die Kraftwerte und die Kontaktzeiten im Vorher-Nachher-Vergleich bei den Drop-Jumps zeigen hingegen keinen Zusammenhang mit den Laufstrecken und der Ermüdung. Lediglich die Sprunghöhen zeigten deutlich signifikante Reduktionen nach dem 300m und 400m-Läufen. Im Vorher-Nachher-Vergleich der EMG-Aktivität während Drop-Jumps konnten keine Veränderungen registriert werden.

Zusammenfassend formuliert NUMMELA et al. (1991) die Ermüdungserscheinung der vorliegenden Studie als Reduktion der Schrittlänge und Geschwindigkeit als auch der Fähigkeit Drop-Jumps auszuführen.

Die zunehmenden Stützzeiten und das Verhältnis von Stützzeit zu Flugzeit stehen in guter Übereinstimmung mit CHAPMAN (1982) und SPRAGUE und MANN (1983).

Nach 100m und 300m treten diese Veränderungen deutlicher hervor, als auf den anderen Teilstrecken. Die Veränderungen nach 100m werden mit der Entspeicherung von Kreatinphosphaten und der steigenden Glycolyserate erklärt. Die Veränderung der Kontaktzeiten des 300m Laufes werden mit der Anhäufung von Wasserstoffionen (H+) in der Muskulatur in Zusammenhang gebracht. Die Aktivitätszunahmen während der 400m-Sprints werden mit der Zunahme der Innervationsfrequenz und der Rekrutierung weiterer motorischer Einheiten in Verbindung gebracht.

Dies soll die verlorengegangene Kontraktionskraft der bisher eingesetzten Muskelfasern kompensieren.

In der zweiten Hälfte des 400m-Laufs soll nach Interpretation von NUMMELA et al. (1991) der relative Anteil der langsamen Muskelfasern zunehmen, da die schnellen Muskelfasern schneller müde werden.

Das EMG-Kraftverhältnis während der Drop-Jumps als auch das EMG-Running-Speed-Verhältnis (Force production) nimmt in der zweiten Hälfte des 400m-Laufs zu, welches deutliche Hinweise auf größere periphere Anteile der Ermüdungsregulation gibt, als der Anteil zentraler Auswirkungen.

Unterschiedliche Anpassungen auf Ermüdung konstatiert NUMMELA et al. (1991) von den beiden abgeleiteten Muskeln M. gastrocnemius und M. vastus. Das EMG von M. gastrocnemius fällt deutlich während des Drop-Jumps ab, während der M. vastus lateralis keine Veränderung aufzeigt.

Diese Unterschiede sind nach Aussage der Autoren auf die Unterschiede in der Ermüdbarkeit und auf die Beanspruchung der jeweiligen Muskelgruppe während des Laufens zurückzuführen. Umso erstaunlicher scheint die Zunahme der Reflexaktivitäten, die deutliche Segmentierung der 3 Reflexantworten und der sich andeutende "Linksshift" im Innervationsmuster des M. vastus lateralis, wenn man die Originalableitung einer genaueren Analyse auch hinsichtlich funktioneller Zeitphasen unterzieht. Die Tendenz zur Auflösung eines geschlossenen Innervationsmusters des M. gastrocnemius in zwei segmentierte Anteile scheint ein Indiz für die reduzierten Kontraktionsbedingungen zu sein. Die fehlenden Informationen über die Bewegungstechnik von Sprung, Knie und Hüftgelenk als auch die geringe Anzahl von nur 2 abgeleiteten Muskeln mildern die Aussagekraft des eigentlichen guten Ansatzes zur Untersuchung des Ermüdungsverhaltens bei den 400m-Sprints.

In einer weiteren Studie konnten GOLLHOFER et al. (1989) die Auswirkungen eines Marathonlaufs auf das Innervationsverhalten der Beinstreckmuskulatur untersuchen. Diese Studie war wiederum ausgelegt, die ermüdungsbedingten Veränderungen des Innervationsverhaltens zu untersuchen. Zu den bisherigen Untersuchungsansätzen im Labor wurden hiermit erstmals praxisrelevante Bewegungsmuster untersucht. Neben den Ermüdungstreatments eines Marathonlaufs wurden vor und nach dem Laufen folgende Tests durchgeführt.

LS: Lauf mit konstanter submaximaler Laufgeschwindigkeit von 3m/sec.

LM: Lauf mit konstanter Laufgeschwindigkeit von 4,5m/sec., die der Geschwindigkeit beim Marathon entsprach.

Max S: Sprint mit maximaler Geschwindigkeit

SJ: Kauersprung aus 90-Grad-Kniegelenkwinkel

CMJ: Sprung mit Ausholbewegung

DJ: Tiefhochsprung aus 50 cm. Sprunghöhe

Zur Kontrolle der Bewegungstechnik wurden mit Hilfe von 16 Kraftmessplatten, die Bodenreaktionskräfte in vertikale Fz und horizontale Fy–Komponente registriert. Die Laufgeschwindigkeiten wurden über Photozellen kontrolliert. Zur Ableitung der Muskelinnervation präparierten die Autoren Oberflächenelektromyogramme auf die M. gastrocnemius, M. vastus lateralis und medialis. Die Resultate des vorliegenden Untersuchungsansatzes zeigen bei allen Kontrollbedingungen eine deutliche Reduktion der Leistungsfähigkeit zwischen 10% und 30%, wobei die stärksten Reduktionen in den Bedingungen mit DVZ lagen (Drop Jumps von 50cm Absprunghöhe). GOLLHOFER et al. (1989) registrieren eine Zunahme der exzentrischen Phase um 30%. Die Trennung der Bodenkontaktzeit in eine exzentrische und konzentrische Phase wird von den Autoren zwar nicht erläutert, anzunehmen ist jedoch, dass aus der Erfassung der horizontalen Bodenreaktionskraft Fy der Übergang von Brems- zu Beschleunigungskraftstoß als Zeitpunkt zur Trennung in die Phasen herangezogen wurde (Anmerkung des Verfassers).

IEMG und das zeitbereinigte IEMG nimmt bei den untersuchten Muskeln sowohl in den funktionellen Zeitphasen als auch in der Gesamtaktivität bei LM und LS zu. Beim Repräsentanten der Plantarflexoren M. gastrocnemius, lässt sich nach Ermüdung ein enormer Anstieg des Innervationsmusters in der späten EMG-Antwort registrieren. In der Voraktivierungsphase und der reflexinduzierten Phase nimmt die Aktivität nur geringfügig zu. Die Knieextensoren erhöhen dagegen ihre Voraktivität sehr deutlich, einschließlich der späten EMG-Antwort. Die reflexinduzierte Phase nimmt nur geringfügig zu. Somit ergibt sich eine Verschiebung der Aktivität zur späten Zeitphase und insgesamt gesehen eine Rechtsverschiebung des Innervationsmusters. Die Rechtsverschiebung der EMG-Muster wird von den Autoren mit einer Veränderung der Stiffnesregulation interpretiert.

Der fast zweifache Anstieg des IEMG-Kraftverhältnisses während der konzentrischen Phase stellt ein Kompensationsmechanismus dar, die verlorenen kontraktilen und elastischen Eigenschaften des Muskelsehnenapparates aus der exzentrischen Phase auszugleichen. Das neuromuskuläre System muss aktiver in der späten Kontaktphase innervieren. GOLLHOFER et al. (1989) sehen die Reduktion der Laufökonomie durch den Marathonlauf unter anderem darin begründet, dass bei den LM und LS-Bedingungen, die ja mit den gleichen Geschwindigkeiten gelaufen wurden, bedeutend höhere Muskelaktivität in den Nachbelastungen aufgewendet werden musste. Das stark erhöhte EMG nach dem Marathonlauf gilt als indirekter Beweis für einen erhöhten Energiebedarf bei gleicher Leistung. Nach BIGLAND-RITCHIE und WOODS (1974) weisen EMG und VO2max einen parallelen Verlauf auf. Da die Knieextensorenmuskeln einen höheren Aktivierungsanstieg aufweisen, als die Plantarflexoren, schließen die Autoren, dass diese während Ermüdung bei Laufbewegungen eine signifikantere Rolle in der Vorwärtsbewegung übernehmen.

Neueste Forschungsergebnisse von KANEKO und FUCHIMOTO (1991) befassten sich mit den ermüdungsbedingten Veränderungen biomechanischer und neurophysiologischer Einflussgrößen bei 400m und 800m-Läufen. Das Ermüdungstreatment sah ein schnellstmögliches Durchlaufen der jeweiligen Strecke vor.

Im Anfang-Ende-Vergleich konnte in beiden Treatments eine signifikante Reduktion der Laufgeschwindigkeit und ihrer Determinanten Schrittlänge und -frequenz festgestellt werden.

Nach Aussagen der Autoren ist die Verkürzung der Schrittlänge, auf geringere Hüftgelenksamplituden am Belastungsende zurückzuführen.

Die Schrittfrequenzen sind aufgrund verlängerter Bodenkontaktzeiten reduziert.

Beim 400m- und 800m-Lauf sind die Leistungskurven vom Knie- und Hüftgelenk in ihren Amplituden deutlich reduziert (Reduktion in der mechanischen Arbeit).

Veränderungen in den zeitbereinigten Emigs sind bei den 800m-Läufen nicht festzustellen. Bei den 400m-Läufen sind in einigen Muskeln die EMGs erhöht.

Aussagen in welchen funktionellen Phasen (exzentrisch / konzentrisch; Voraktivität / reflexinduzierte Phase) die Veränderungen auftreten, werden nicht gemacht.

Aufgrund der gemachten Aussagen über die biomechanischen Veränderungen im Anfang-Ende-Vergleich lassen sich auch aus der Untersuchung von KANEKO und FUCHIMOTO (1991) keine zentral nervösen Ermüdungstendenzen ablesen, da die EMG's in einigen Muskeln erhöht sind und das zeitbereinigte EMG keine Veränderungen aufweist. Infolgedessen sollte die Ursachen der Ermüdung bei 400m und 800m-Läufen auf muskulärer Ebene gesucht werden. Ein exaktes wissenschaftliches vorgegebenes Ermüdungstreatment lag jedoch in der vorliegenden Studie nicht vor, da die Veränderungen der Bewegungstechnik die aufgrund neuronaler Anpassungsvorgänge vollzogen werden, unmittelbar mit den Veränderungen in der Laufgeschwindigkeit zusammenhängen.

Die Vorgabe, ein schnellstmögliches Durchlaufen der jeweiligen Strecke impliziert zwar einen praxisnahen Wettkampfcharakter, hat jedoch zur

Folge, dass die geforderte Leistungsvorgabe, die bisher in den Untersuchungen von GOLLHOFER (1987b, c); KIM (1988) und FRICK (1993) exakt einzuhalten war, gänzlich fehlte.

Die ohnehin ausbleibende Diskussion der funktionellen Zeitphasen, noch eine Zuordnung zur exzentrischer versus konzentrischer Veränderungen im EMG-Muster lassen die Untersuchung von KANEKO und FUCHIMOTO (1991) wissenschaftlich weniger bedeutsam erscheinen, als die bisher diskutierten Untersuchungen von GOLLHOFER (1987b,c), FRICK (1993) und KIM (1988). Der Hauptkritikpunkt an der Untersuchung von KANEKO und FUCHIMOTO (1991) „fehlende Geschwindigkeitsvorgabe bzw. Kontrolle der momentanen Geschwindigkeit" soll durch das angestrebte Untersuchungsdesign positiv umgesetzt werden.

Hierbei ist aufgrund des derzeitigen Kenntnisstandes eine exakte Geschwindigkeitsvorgabe einer Registrierung der momentanen Bewegungsgeschwindigkeit vorzuziehen.

Dadurch rückt man zwar von der sportpraktischen Bedeutung etwas ab, kann aber zunächst dem Phänomen einer neuronalen Ermüdungsanpassung bei Laufbewegung durch eine exakt vorgegebene Leistung näher kommen.

Die Einbettung der Resultate in den wissenschaftlichen Kontext gelingt hierdurch umso besser, da alle bisherigen Untersuchungen zum Ermüdungsverhalten im DVZ eine exakte Leistungsvorgabe zum Gegenstand hatten.

2.3 Ermüdungsbedingte Veränderungen bei Bewegungen im Dehnungs-Verkürzungs-Zyklus (DVZ)

Eine bisher befriedigende Anzahl wissenschaftlicher Untersuchungen bezüglich des ermüdungsbedingten Innervationsverhaltens bei Laufbewegungen liegt zurzeit nicht vor. Infolgedessen scheint es durchaus legitim, die

Resultate der Studien, die sich mit den ermüdungsbedingten Veränderungen der Innervationsmuster bei gleicher Muskelaktionsform beschäftigten zusammenzutragen, um ein ausreichendes Substrat der Erkenntnisse zu gewinnen. Diese gemeinsame Muskelaktionsform ist der Dehnungs-Verkürzungs-Zyklus (DVZ).

Diese eigenständige Muskelaktionsform nimmt neben den isometrischen, konzentrischen und exzentrischen Muskelaktionsformen einen hohen Stellenwert bei sportlichen Bewegungen ein. 2/3 aller Bewegungen im Sport, so auch das Laufen, finden im DVZ statt. Hierzu erscheint es notwendig die Eigenständigkeit des DVZs kurz zu erläutern.

2.3.1 Muskelaktionsform Dehnungs-Verkürzungs-Zyklus (DVZ)

Als wesentliches Charakteristikum des DVZ erweist sich die Kontraktionsumkehr von exzentrischer in eine konzentrische Arbeitsweise innerhalb kürzester Zeit. KOMI (in GOLLHOFER, 1987a) erwähnt einen deutlichen Kraft bzw. Leistungszuwachs der konzentrischen Phase im DVZ gegenüber einer rein überwindungsorientierten Kontraktion ohne Vordehnung.

Dieser Vorgang wird durch den Nachweis hoher elektrischer Aktivität in der Beinmuskulatur sowohl vor Bodenkontakt, als auch während der exzentrischen Dehnungsphase bestätigt. Voraktivität und Dehnung führen in Kombination zu einer erhöhten Muskelspannung. Das daraus resultierende elastische Energiepotential wird einerseits im Sehnenbereich, andererseits innerhalb der sich verändernden Querbrückenverbindung der kontraktilen Eiweißelemente gespeichert. (KOMI in GOLLHOFER, 1987a).

Dieser als Muskelstiffness bezeichnete Prozess der Energiespeicherung besitzt mit den aus Geschwindigkeits- und Längenveränderung des gedehnten Muskels resultierenden Dehnungsreflexen, einen weiteren

Regelmechanismus, der gleichzeitig über Reflexaufschaltung zusätzliche Aktivität für den konzentrischen Bewegungsabschnitt beisteuert (SCHMIDTBLEICHER in GOLLHOFER, 1987a). Die hohen Aktivitätsspitzen beginnen etwa 40 Millisekunden nach Bodenkontakt und werden als Reflexantwort auf die Muskeldehnung interpretiert. SCHMIDTBLEICHER et al. (1978) nennt drei Gründe, die für diese Interpretation sprechen. Die Aktivitätsspitzen sind höher als jene bei maximalen willkürlichen Muskelaktionen, die Spitzen treten bei ischämischer Blockierung der Muskelspindelafferenzen nicht mehr auf. Das erste Auftreten etwa 40 Millisekunden nach Dehnungsbeginn entspricht der Umlaufzeit des monosynaptischen Dehnungsreflexes. Neben dieser ersten reflektorischen Aktivitätsspitze, die als segmentaler Dehnungsreflex identifiziert wurde, treten noch weitere Aktivitätsspitzen auf, deren Herkunft kontrovers diskutiert wird. Im Allgemeinen werden 3 Komponenten gefunden, die Abhängigkeit von der untersuchten Muskulatur unterschiedliche lange Umlaufzeiten aufweisen (LEE & TATTON, 1978; ALLUM, 1975; KWAN et al. 1980). Diese Ausprägung der Reflexantwort hängt zum einen von der Sensitivität der Muskelspindeln (Einstellung durch Gamma-Vorinnervation) und somit von der Voraktivität und zum anderen von der Dehnungsgeschwindigkeit ab (DIETZ et al., 1981; GOTTLIEB und AGARWAL, 1979).

Zur Verdeutlichung der Sonderstellung eines DVZ innerhalb der Kontraktionsformen, kann nachfolgende Abb. 2.3.1_1 beitragen (entnommen aus FRICK, 1993, S 42). Hieraus ist insbesondere die Kombination von exzentrischer und nachgeschalteter konzentrischer Arbeitsweise mit einem geschlossenen Innervationsmuster ersichtlich.

Nach den Untersuchungsergebnissen von MARSDEN et al. (1978) kann angenommen werden, dass die Muskelinnervation erst etwa 120 Millisekunden nach Dehnungsbeginn willkürlich beeinflusst wird. Infolge dessen kann davon ausgegangen werden, dass das Innervationsmuster der Muskulatur im DVZ von 30 bis 120 Millisekunden nach Dehnungsbeginn vorwiegend reflexinduziert sein dürfte. (DIETZ et al. 1979, GOLLHOFER, 1987a, SCHMIDTBLEICHER und GOLLHOFER, 1982).

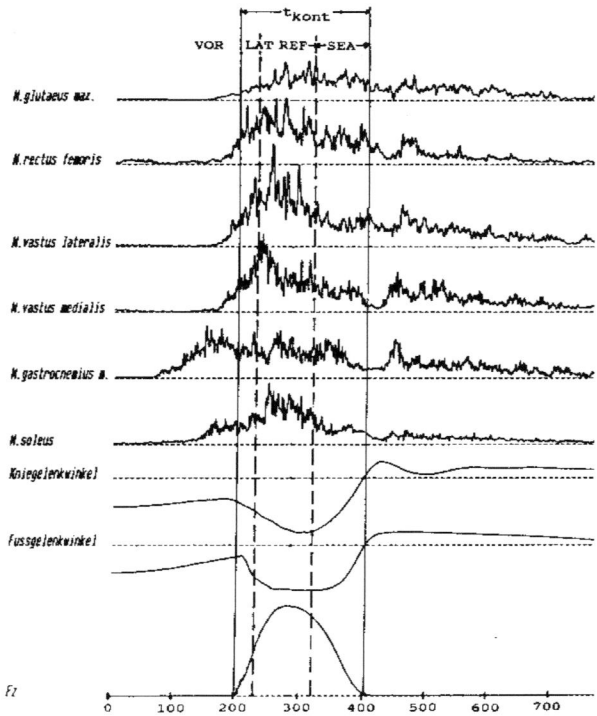

Abb. 2.3.1_1: Darstellung eines typischen Innervationsmusters der Beinextensoren, mit Fuß- und Kniewinkelveränderungen, sowie der Bodenreaktionskraft (Fz), innerhalb der Muskelaktionsform eines DVZ (hier Niedersprung DJ); aus FRICK, 1993, S. 42.

2.3.2 Ermüdungsverhalten im Dehnungs-Verkürzungs-Zyklus (DVZ)

Nach Erläuterung der Bedeutung und der Eigenständigkeit des DVZ sollen die profunden Studien, die die ermüdungsbedingten neuromuskulären Anpassungserscheinungen dieser Muskelaktionsform untersuchten, ergänzend zu den o. g. Ermüdungsstudien bei Laufbewegungen zusammengetragen werden.

Untersuchungen von GOLLHOFER et al. (1987b, c) zeigen bei einem Ermüdungstreatment eine Reihe interessanter Ergebnisse. Als ermüdungsinduzierende Bewegungen im DVZ wurden 100 submaximale Muskelaktionen der Hand und Ellenbogengelenkextensoren gesetzt. Hierbei lag der Proband bäuchlings auf einem Schlitten, der auf einer 15 Grad geneigten Rollbahn montiert war. Die Abwärtsbewegung wurde durch beide Arme auf eine Kraftmessplatte abgebremst (exzentrische Phase) und eine unmittelbare Bewegungsumkehr (konzentrische Phase) eingeleitet, die ein beidarmiges Abstoßen zur Folge hatte. Dieser unmittelbare Übergang von exzentrischer zu konzentrischer Arbeitsweise lässt die Armextensoren im DVZ arbeiten. Der Rollabstand zwischen den Fingerspitzen der gestreckten Arme und den Kraftmessplatten betrug 10 cm. Hierdurch konnte die Ausgangsstellung kontrolliert werden. Jeder submaximale Abdruck der von der Ausgangsstellung durchgeführt wurde, sollten den Schlitten 70% der Wegstrecke nach oben bewegen, die bei einem Maximalversuch vor Eintritt in das Ermüdungstreatment von jedem Probanden erreicht wurde. Hierdurch konnten individuelle Belastungsvorgaben exakt bestimmt bzw. vorgegeben werden.

Die Ermittlung der aktuellen maximalen Leistungsfähigkeit im DVZ der Armextensoren wurde für alle Probanden gleich von einer Ausgangsstellung 50 cm Abstand zu der Meßdruckplatte bestimmt. Von dieser Ausgangsstellung startend, rollte der Proband bäuchlings auf dem Schlitten liegend bahnabwärts um nach Auftreffen auf die Meßdruckplatten sich anschließend mit maximalem Kraftansatz bahnaufwärts zu drücken. Die so ermittelten maximalen Abstände zwischen Meßdruckplatte und Schlitten dienten erstens zur Kontrolle vor und nach dem Ermüdungstreatment und zweitens zur individuellen Vorgabe der submaximalen Leistungsforderung von 70% bis zum Belastungsabbruch. Neben dieser maximalen Leistungsgenerierung innerhalb des DVZ untersuchten die Autoren zusätzlich rein exzentrische Abfangbewegung die durch Fallen in den Liegestütz auf die Kraftmessplatte realisiert wurden. Hierzu dienten 10 Wiederholungen in einem zeitlichen Intervall von 5 sec. Die Ausgangsstellung für diese exzentrische Belastung war der aufrechte Stand. Zur Kontrolle von Auswirkung des Ermüdungstreatments auf die rein konzentrische Arbeitsweise der Armextensoren dienten maximale Abdruckbewegungen der Probanden aus einem Startwinkel von 90 Grad im Ellenbogengelenk. Hierzu lagen die Probanden wie unter der Bedingung des Ermüdungstreatments bäuchlings auf dem Schlitten. Zur Kontrolle der Bewegungstechnik wurden die Kraftzeitkurven mit Hilfe von Meßdruckplatten und die Winkelzeitkurven des Ellenbogengelenks mit Hilfe von Goniometern aufgezeichnet. Zusätzlich registrierten GOLLHOFER et al. (1987b,c) die Elektromyogramme des musculus trizeps brachii, m. bizeps brachii, m. capi ulnaris und m. flexor capi radialis des rechten Armes. Die wesentlichsten Erkenntnisse der Ermüdungsstudie lassen sich zunächst in 2 Kategorien einteilen. Hierzu werden zunächst wegen der Übersichtlichkeit die rein mechanischen Kenngrößen dargestellt. Im Anschluss daran erfolgt die Zusammenfassung der neuronalen Anpassungserscheinung, die durch das Ermüdungstreatment gesetzt werden konnten.

Veränderung der mechanischen Kenngrößen

- Zunahme der Kontaktzeiten innerhalb des Ermüdungstreatments als auch in den Maximalversuchen (von 1085 ms auf 1325 ms bzw. 960 ms auf 1212 ms). Die Zunahme dieser Kenngrößen ist vor allem auf die Verlängerung der konzentrischen Phase (Streckphase nach vorgeschalteter Beugephase) um 30,5% bzw. 34,1% zurückzuführen.
- Beibehaltung der Gelenkwinkel zu Beginn und am Ende der Kontaktphase in den Bedingungen des Ermüdungstreatments als auch in den Maximalversuchen. Die Bewegungsamplituden nehmen jedoch in beiden Bedingungen ab.
- Signifikante Abnahme der maximalen Winkelgeschwindigkeit in der konzentrischen Phase unter beiden Bedingungen.
- Dahingehend ist in der exzentrischen Phase eine Zunahme der maximalen Winkelgeschwindigkeit unter beiden Bedingungen zu registrieren. Diese Zunahme ist jedoch nur in den Versuchen mit maximaler Leistungsgenerierung signifikant.

Analysiert man die Kraft-Zeit-Kurven im Ermüdungstreatment ist festzustellen, dass diese sich vor allem durch die Ausbildung einer ausgeprägten Kraftspitze (impact-peak) kurz nach Beginn der Kontaktphase verändert. Weiterhin charakterisiert die Kraft-Zeit-Kurven ein sich unmittelbar anschließendes Minimum. Vergleicht man die Bedingungen der maximalen DVZ-Versuche, vor und nach der Ermüdung, so fällt auf, dass die mittlere Kraft in der konzentrischen Phase stark reduziert ist.

Der Kraftanstieg und das Kraftmaximum nehmen bei den Bedingungen eines rein konzentrisch arbeitenden Muskelsystems um 48% bzw. 23% ab.

Die Muskelaktionsdauer ist hingegen um 61% erhöht. Innerhalb des Ermüdungsversuchs bleibt der Nettoimpuls der exzentrischen und konzentrischen Phase konstant. Im Vergleich der Maximalversuche vor und nach dem Ermüdungstreatment nimmt jedoch der Nettoimpuls in der konzentrischen Phase signifikant ab.

Ein weiterer beachtenswerter funktioneller Parameter der durch die Übergangsgeschwindigkeit von der exzentrischen Phase in die konzentrische Phase bestimmt ist, verringert sich im Zuge der Ermüdungsversuche. GOLLHOFER et al. (1987b) interpretieren die Anpassungserscheinung der mechanischen Kenngrößen in der maximalen und ermüdungsinduzierenden Versuchsbedingung als ein Umschalten des neuromuskulären Systems von einer Dämpfungsregulation in eine Regulation des Stiffness. Die erhöhte Stiffness soll durch Verbesserung der elastischen Potenzierung zur Kompensation der verminderten kontraktilen Eigenschaften dienen. Die Folge ist eine Modifizierung des Kraft- und Bewegungsverhaltens welches sich durch eine hohe initiale Kraftspitze, eine geringere Bewegung im Ellbogengelenk und durch eine höhere Dehnungsgeschwindigkeit auszeichnet.

Unter den Bedingungen des Ermüdungstreatments scheint die Regulation in die Erhöhung der Stiffness zur Konstanthaltung der Leistungsvorgabe von 70% zu gelingen (Nettoimpuls konstant).

Geht es um die Generierung eines maximalen DVZ reicht die Erhöhung der Stiffness nicht mehr aus, um die geleistete Arbeit auch in der konzentrischen Phase aufrecht zu erhalten.

Die Autoren erklären dies damit, dass durch die Verlängerung der Kontaktzeit wahrscheinlich auch die Zeit für den Übergang von der exzentrischen zur konzentrischen Phase zunimmt. Dies führt unmittelbar zu einer Reduktion der elastischen Potenzierung (BOSCO, 1982).

Veränderung der neuronalen Kenngrößen

Bei der Analyse der neuronalen Anpassungserscheinung an Ermüdung standen unter anderem das Reflexverhalten der Armextensorenmuskulatur im Mittelpunkt des Interesses (GOLLHOFER et al. 1987c). Hierzu werden von den Autoren insbesondere die Versuchsbedingungen hervorgehoben, die exzentrische Muskelaktionen enthalten. Die Reflexkomponenten zeigen unter Ermüdung keine signifikanten Veränderungen hinsichtlich der jeweiligen Latenzzeit.

Die Reflexamplituden, die durch die Ermüdung verändert wurden, zeigen individuell unterschiedliche Veränderungen in Abhängigkeit von den Versuchsbedingungen.

1. Abnahme der Reflexamplituden bei fast allen Probanden in der Bedingung fallen in den Liegestütz (rein exzentrische Bewegung).

2. Identifizierung von Reflexkomponenten bei allen Versuchspersonen in der Bedingung einer maximalen Leistungsgenerierung im DVZ. Die Mehrheit zeigte bei allen Komponenten Reflexpotenzierungen, bei zwei Probanden waren alle 3 Komponenten vermindert.

3. In den submaximalen Ermüdungsbedingungen zeigten 5 von 9 Probanden eine Reflexpotenzierung bei allen Komponenten. Bei zwei Versuchspersonen war eine Reduktion festzustellen, bei zwei weiteren Probanden konnten keine Reflexe identifiziert werden.

4. Zu Beginn der Kontaktphase konnten bei allen Probanden hohe segmentale Aktivitätsspitzen im EMG nachgewiesen werden, die als Dehnungsreflex mit unterschiedlicher Laufzeit identifiziert wurden.

5. Das Verhältnis von integriertem EMG und der Kraft steigt bei der Bedingung der submaximalen DVZ-Bewegung in der gesamten Kontaktphase signifikant an. Dies gilt auch für die exzentrische Phase der Bewegung. In der konzentrischen Phase ist der Anstieg nicht signifikant. Bei maximaler Leistungsgenerierung nimmt das IEMG-Kraftverhältnis nur in der exzentrischen Phase signifikant zu. Die Kenngröße bleibt in der konzentrischen Phase unverändert.

6. Das integrierte Elektromyogramm (IEMG) des musculus trizeps brachii nimmt während submaximaler DVZ in allen Zeitphasen zu. Das IEMG-Verhältnis von exzentrischer zu konzentrischer Phase bleibt nahezu unverändert. Unter maximaler Leistungsgenerierung steigt das IEMG der exzentrischen Phase signifikant an, während die Abnahme in der konzentrischen Phase und die Zunahme über die gesamte Kontaktzeit nicht signifikant sind. Signifikant hingegen ist die Zunahme des IEMG-Verhältnisses der exzentrischen Phase zur konzentrischen Phase in den Bedingungen der maximalen DVZs.

7. Das zeitbereinigte IEMG zeigt während submaximaler Bedingungen leichte, nicht signifikante Abnahmen. Bei maximalen DVZ können jedoch signifikante Reduktionen des zeitbereinigten IEMG in der gesamten Kontaktphase und in der konzentrischen Phase festgestellt werden. Die exzentrische Phase bleibt hingegen unverändert. Infolge dessen steigt das Verhältnis des zeitbereinigten IEMG der exzentrischen Phase zu konzentrischen Phase signifikant an.

GOLLHOFER et al. (1987c) verweisen in ihren Ergebnissen auf die Unterschiedlichkeit der neuronalen Anpassungserscheinung der submaximalen und maximalen Bedingungen, unter denen DVZs ausgeführt werden. Dies

zeigt sich deutlich vor allem im zeitbereinigten integrierten IEMG. Weiterhin wird auf die Verschiebung der Muskelaktivierung in frühen Zeitphasen des Bodenkontakts (deutlich durch das IEMG-Kraftverhältnis) hingewiesen, welche letztendlich als Linksverschiebung der Aktivierung in Erscheinung tritt. GOLLHOFER et al. (1987c) interpretierten die von ihnen induzierten Aktivierungsspitzen im EMG als Reflexe. Der Nachweis reflektorischen Ursprungs wird durch die Segmentierung der Innervationsspitzen mit, in der Literatur bekannten Laufzeiten, und durch die höheren Werte der Amplituden als unter willkürlicher Aktivierung geführt. Hinzu tritt die Erscheinung, dass die Reflexe von Ermüdung nicht verändert werden. Die Amplituden zeigen zusätzlich eine Erhöhung mit zunehmender Dehnungsgeschwindigkeit. Die Autoren erklären die unterschiedlichen Reflexantworten bei den Bedingungen submaximale, maximale und rein exzentrische DVZs damit, dass im Zuge der Ermüdung eine hohe Azidose zu einer verminderten Sensitivität der Muskelspindel und der daraus resultierenden Frequenzreduktion der 1a-Antwort führt. Zusätzlich überwiegt mit zunehmender Dehnungsbelastung der hemmende Einfluss der Golgisehnenorgane gegenüber den fördernden Einflüssen der Muskelspindeln. Infolge dessen wird die Reflexreduktion bei der rein exzentrischen Bewegung „fallen in den Liegestütz" als Schutzmechanismus vor Überbelastung des tendomuskulären Systems gedeutet. Die Reflexpotenzierung wirkt hingegen bei den submaximalen und maximalen DVZ kompensatorisch. Eine ähnliche angelegte Studie zum Ermüdungsverhalten im DVZ wurde von KIM (1988) vorgelegt. Zwei Ermüdungstreatments mit unterschiedlichen Bedingungen enthielten je 100 submaximale Muskelaktionen der Beinextensoren im DVZ. Die Untersuchungen zum
Ermüdungsverhalten innerhalb dieser Muskelaktionsform wurden ebenfalls auf einem Rollschlitten durchgeführt, der mit 21 Grad geneigt war. Dabei bremsten die 16 weiblichen Probanden die Abwärtsbewegung des

Schlittens in sitzender Position mit beiden Beinen auf einer Meßdruckplatte ab, um unmittelbar nach Bewegungsumkehr sich selbst und den Schlitten bahnaufwärts zu beschleunigen. Das Ermüdungstreatment bestand ebenfalls aus 100 submaximalen Muskelaktionen, bei denen 70% eines zuvor ermittelten Maximalwertes erreicht werden sollten. Die Bewegungen der unteren Extremitäten sollten ohne Frequenzvorgabe in rhythmischer Folge durchgeführt werden. Als Kontrollbedingungen vor und nach den Ermüdungstreatments wurden jeweils 3 DVZ aus 120 cm Rollabstand (Bedingung high) und 10 DVZ aus 50 cm Rollabstand (maximal) mit maximaler Anstrengung durchgeführt. Der wissenschaftliche Schwerpunkt der Ermüdungsstudie lag neben der Untersuchung der neuronalen Aktivität bei Ermüdung im DVZ auf der Analyse des Einflusses der Muskellänge auf das Ermüdungsverhalten dieser Muskelaktionsform. Hierzu wurden die Versuchspersonen zwei Bedingungen ausgesetzt, unter denen sie ihre ermüdenden DVZ absolvieren sollten. In der ersten Versuchsreihe absolvierten die Probanden eine Bewegungsumkehr bei exakt 90-Grad-Kniegelenkwinkel in einer zweiten Versuchsreihe sollte die Bewegungsumkehr bei einem Kniegelenkwinkel von exakt 120 Grad ausgeführt werden. Zur Kontrolle der Bewegungstechnik wurden die Kraftzeitverläufe und die Winkelzeitverläufe von Sprung und Kniegelenke registriert. Um den Einfluss des Stoffwechsels zu ermitteln, wurde das Laktat im Kapillarblut in Ruhe und nach den Versuchen in der ersten und dritten Minute nach Belastungsende bestimmt. Um das Regulationsverhalten der Beinextensorenmuskeln zu untersuchen, leiteten die Autoren die Elektromyogramme des musculus gastrocnemius lateralis und musculus soleus, musculus vastus lateralis und musculus vastus medialis mit Hilfe von Oberflächenelektroden ab. Die Resultate der Ermüdungsstudien von KIM (1988) werden nachfolgend zusammengefasst.

Veränderungen der mechanischen Kenngrößen

Bei dem Ermüdungsexperiment mit einer Bewegungsumkehr von 90-Grad-Kniegelenkwinkel zeigen sich in allen Bedingungen deutliche Zunahmen der Bodenkontaktzeiten. Besonders stark ausgeprägt war dies in der exzentrischen Phase. Dementgegen zeigen sich im Ermüdungsexperiment mit einer Bewegungsumkehr von 110-Grad-Kniegelenkwinkel, Reduktionen in den Bodenkontaktzeiten, die nahezu in der konzentrischen Phase begründet sind. In der konzentrischen Phase steigen die maximalen Kniewinkelgeschwindigkeiten während Ermüdung signifikant an. Unverändert hingegen bleiben die maximalen Kniewinkelgeschwindigkeiten in der exzentrischen Phase. In den Kontrollbedingungen des 90-Grad-Ermüdungstreatments, maximal und high, zeigen sich in beiden Phasen geringere maximale Kniewinkelgeschwindigkeiten. Zu den Kontrollbedingungen bei den 110-Grad-Versuchen gibt es keine Angaben. Unterschiedliche Regularien findet man zwischen den beiden Bedingungen auch hinsichtlich der Kraft. Die mittlere Kraft nahm bei der 90-Grad-Bedingung im Verlauf des Ermüdungstreatments ab, während sie bei der 110-Grad-Bedingung anstieg. In der Kontrollbedingung maximal war in beiden Bedingungen 90 Grad und 110 Grad eine Reduktion dieser Kenngröße zu registrieren. Unter der 110-Grad-Bedingung lässt sich eine bedeutend höhere mittlere Kraft produzieren (geringere Muskellänge bei größerem Kniegelenkwinkel). Die geleistete Arbeit unterscheidet sich bei beiden Bedingungen zu Beginn des Ermüdungstreatments nicht, da die 90-Grad-Bedingung des Kniegelenks zwar während der Kontaktphase einen längeren Arbeitsweg (Hub) absolviert, die 110-Grad-Bedingung jedoch höhere mittlere Kräfte aufweist. Am Ende der beiden Ermüdungstreatments lässt sich nur bei der 90-Grad-Bedingung eine signifikante Reduktion der geleisteten Arbeit feststellen. Die generierten Bewegungsimpulse bleiben bei beiden Ermüdungstreatments konstant.

Veränderungen der neuronalen Kenngrößen

Trotz geringerer statistischer Relevanz zeigen die dargestellten elektromyographischen Ergebnisse der Untersuchung KIM (1988) interessante Tendenzen (nach FRICK, 1993).

- das IEMG nimmt im Verlauf der Ermüdung in der 90-Grad-Bedingung zu, während das zeitbereinigte IEMG nahezu konstant bleibt.

- in der Bedingungen 90-Grad-Kniegelenkwinkel bleibt das IEMG-Verhältnis von exzentrischen zu konzentrischen Bewegungsphasen bei allen untersuchten Muskeln gleich, während es in der Bedingung eines 110-Grad-Kniegelenkwinkels signifikant zunimmt.

- Das IEMG der Plantarflexoren musculus soleus und musculus gastrocnemius zeigt bei beiden Treatments 90 und 110 Grad gleiche Anpassungserscheinungen, während das IEMG der Kniegelenksextensoren hingegen unterschiedliche Anpassung in den beiden Bedingungen zeigt. Bei 110-Grad-Bedingung registrieren die Autoren einen Rückgang des IEMG bei der 90-Grad-Bedingung einen Anstieg des Parameters.

- das IEMG der Plantarflexoren ist bei beiden Ermüdungstreatments nahezu gleich, während die Knieextensoren bei der 90-Grad-Bedingung zum Teil hoch signifikant höhere Werte liefern, als bei der 110-Grad-Bedingung.

- das zeitbereinigte IEMG der Plantarflexoren zeigt bei der Versuchsreihe mit 110-Grad Kniegelenkwinkel höhere Werte als in der Versuchsreihe mit 90-Grad Kniegelenkwinkel.

Bei einem Repräsentanten der Knieextensoren (musculus vastus medialis) lassen sich für die 90-Grad-Bedingung deutlich höhere Werte des zeitbereinigten IEMG registrieren. Das IEMG Kraftverhältnis steigt in der Bedingung mit 90-Grad Kniegelenkwinkel ermüdungsbedingt an, was auf eine Reduktion der Effizienz schließen lässt. Für die Versuchsreihe mit 110 Grad Kniegelenkwinkel finden sich hierzu keine Angaben. FRICK (1993) schließt jedoch aufgrund mehrerer Hinweise der Parameter EMG, Kontaktzeit und mittlere Kraft auf eine geringfügige Reduktion, sicher aber keine Zunahme der IEMG Kraftverhältnisse. Schlussfolgernd deuten die Interpretationen von FRICK (1993) auf den Erhalt der Effizienz zwischen neuronalem Input und mechanischem Output bei der Bedingung 110-Grad-Kniegelenkwinkel hin.

Die signifikanten geringeren Laktatwerte nach ermüdungsbedingten Belastungen von 7,0 mmol/L Laktat in dem Treatment mit 110-Grad-Kniegelenkwinkel sprechen für eine höhere Ökonomie der Arbeitsbedingungen gegenüber jenen bei 90-Grad Kniegelenkwinkel von 8,7 mm/L Laktat.

KIM (1988) interpretiert die ermüdungsbedingten Anpassungserscheinung bei der 90-Grad-Kniegelenkwinkelbedingung als Reduktion der muskulären Stiffness infolge einer Verminderung der kontraktilen Fähigkeit. Das schnellere Lösen von Querbrücken in der exzentrischen Phase ist bei eintretender Ermüdung, für die geringeren Kräfte die produziert werden können, verantwortlich Eine Erhöhung der Winkelgeschwindigkeit, gesteigerte Impact Peaks und die Verlängerung der Zeitphase sind die Folge daraus. In der unmittelbar folgenden konzentrischen Phase, muss dies durch erhöhten zentralen Einstrom kompensiert werden. Dies gelingt jedoch nur unter submaximalen Bedingungen. Die Anpassungsregulation des neuromuskulären Systems zeigen bei der Bedingung 110-Grad-Kniegelenkwinkel, ganz andere Erscheinungen. Nach Aussage von KIM (1988) resultieren die Unterschiede der beiden Bedingungen und damit die unterschiedlichen Regulationen aus der verschiedenen Anzahl der interaktiven Querbrücken und aus der unterschiedlichen Nutzung gespeicherter Energie. Infolge der längeren Dehnungsphase bei der 90-Grad-Bedingung kommt es vermutlich zu einem vermehrten Lösen von Querbrücken, wodurch die Stiffness abnimmt und die gespeicherte elastische Energie mechanisch weniger nutzbar gemacht werden kann als unter der 110-Grad-Bedingung. Vergleicht man die beiden Bedingungen miteinander, so fällt auf, dass die Kontaktzeiten unterschiedlich lang sind. Dies veranlasst FRICK (1993) hierin den erhöhten Energieaufwand zu suchen, der durch die kompensierenden vermehrten Querbrückenzyklen nach verstärktem Lösen derselben, einsetzen muss. Hierin begründen sich geringere Effizienz (kleiner Impuls und geringere Ökonomie, höhere Laktatakkumulation bei niedrigerer mechanischer Arbeit) der 90-Grad-Bedingung. KIM's Schlussfolgerungen lauten wie folgt:

Da das IEMG-Kraftverhältnis ansteigt, ist Muskelermüdung wahrscheinlich peripheren Ursprungs. Muskelermüdung hängt von der Art der Muskelaktion ab, da die Ermüdbarkeit in der exzentrischen Phase größer ist, als jene in der konzentrischen Phase. Darüber hinaus hängt Muskelermüdung von der Muskellänge ab, da sie bei der 90-Grad-Bedingung bedeutend höher ausfällt, als bei der 110-Grad-Bedingung.
In der Ermüdungsregulation spielt das elastische Verhalten des Muskels eine große Rolle.

Das zunehmende IEMG–Verhältnis von exzentrischer zur konzentrischen Phase der 110-Grad-Bedingung, zeigt wie bedeutsam die EMG-

Erhöhungen in den exzentrischen Phasen, für bessere Leistungen bei langandauernder Bewegung sind.

Einen weiteren sehr akribischen Untersuchungsansatz wird 1993 von FRICK veröffentlicht. Hierin werden ermüdungsbedingte Veränderungen im DVZ innerhalb von Kraftausdauertests bei bipedalen Sprungbewegungen (Drop Jumps) bei verschiedenen Subgruppen aufgezeigt. Hierzu zählen je 12 Sportstudentinnen, Sportstudenten und Volleyballspieler.
Die beiden Testformen die Ermüdungsreize induzierten, unterscheiden sich dahingehend, dass Testform1 (Max-Test) 30 maximale Drop Jumps aus 24 cm Fallhöhe bei einer Sprungfrequenz von ¼ Herz den Probanden abfordert und Ermüdung in anaerob alaktaziden Bereichen setzt. Testform2 (Submax-Test) fordert submaximale Sprünge von 85% bei einer Sprungform von 1/3 Herz auf einer Fallhöhe von 24 cm bis zum Belastungsabbruch. Abbruchkriterium für den Submax-Test ist das dreimalige Nichterreichen der Vorgabehöhe von 85%. Zur Festlegung der Vorgabehöhe wurde vor Beginn des Submax-Tests ein Maximaltest zur Bestimmung der 100% vorgenommen. Zur Registrierung der Bewegungstechnik wurden alle Sprünge auf einer Kraftmessplatte durchgeführt. Die Veränderungen der Sprung und Kniegelenkwinkel wurden durch Goniometer (Penny & Giles) erfasst. Zusätzlich zu den Ableitungen der Beinextensorenmuskeln musculus soleus, musculus gastrocnemius, musculus vastus lateralis und medialis wurden Kapillarblutentnahmen vor und nach den Tests aus dem hyperämisierten Ohrläppchen entnommen. Fasst man die Ergebnisse der Untersuchungen von FRICK (1993) zusammen, erscheint es ratsam, die Resultate der einzelnen Kenngrößen im direkten Vergleich der beiden Ermüdungstreatments zunächst singulär darzustellen, um anschließend einen umfassenden Erkenntnisgewinn zu formulieren.

Veränderungen der mechanischen Kenngrößen

Die Bodenkontaktzeiten der Teilstichproben verlängern sich im Anfang-Ende-Vergleich beim Submax-Test (85%-Vorgabe) nur in geringem Umfang und bleiben unterhalb der Signifikanzgrenze von 5%. Fasst man jedoch die Teilstichproben von Sportstudentinnen, Sportstudenten und Volleyballspieler und zu einer Gesamtgruppe zusammen, lassen sich sehr signifikante Verlängerungen der Bodenkontaktzeiten feststellen. Betrachtet man die Bodenkontaktzeiten jedoch im Verlauf des Ermüdungstreatments lässt sich bei keiner der Teilstichprobe eine kontinuierliche Zunahme darstellen (FRICK, 1993). Nach Interpretation des Autors deutet dies auf einen Wechsel der Anpassung im Verlauf der Belastung hin. Vergleicht man die Veränderung der Bodenkontaktzeiten der Teilstichproben Volleyballer und Sportstudenten mit dem Resultat des zweiten Ermüdungstreatments fällt auf, dass die Kontaktzeiten beim Max-Test sich in geringerem Ausmaß verlängern.

Deutliche Unterschiede lassen sich im Vergleich der Ermüdungstreatments für die beiden männlichen Teilstichproben durch die mittleren Bodenkontaktzeiten aufzeigen. Innerhalb des Max-Tests sind die Kontaktzeiten wesentlich kürzer, was nach Aussage von FRICK (1993) generell auf ein unterschiedliches Bewegungsverhalten bei beiden Testformen schließen lässt. Die Sportstudentinnen verringern beim Max-Test die Bodenkontaktzeiten in nicht signifikantem Umfang. Dies deutet zusätzlich auf unterschiedliche Belastungsweisen hin, da im Submax-Test die Sportstudentinnen die Kontaktzeiten verlängerten. Vergleicht man die Veränderungen der Kraft-Zeit-Kurve, die sich im Verlauf der beiden Ermüdungstreatments einstellte, so fällt auf, dass wesentlich mehr Probanden beim Submax-Test (65,7%) mit einer Erhöhung der initialen Kraftspitze reagieren, als im Max-Test (57,4%).

Lediglich bei den Sportstudentinnen konnte bereits zu Beginn des Submax-Tests ein Minimum in der Kraft-Zeit-Kurve konstatiert werden. Ein einheitlicher Regulationstyp ist somit nicht feststellbar. In Analysen der Bewegungstechnik über die Winkel-Zeit-Kurven lassen sich im Anfang-Ende-Vergleich beim Submax-Test Zunahmen der maximalen Winkelgeschwindigkeiten in der Flexionsphase und Abnahmen des gleichen Parameters während der Extensionsphase des Sprunggelenks aufzeigen.

Für die Flexionsphase sind die Resultate statistisch signifikant. Für die Veränderungen am Kniegelenk gilt gleiches. Bis auf die Sportstudentinnen zeigen alle Subgruppen eine signifikante bis hoch signifikante Zunahme der maximalen Winkelgeschwindigkeiten in der Flexionsphase. In der Extensionsphase konnte keine signifikante Veränderung registriert werden. Volleyballspieler regulieren teilweise sogar mit einer Zunahme der maximalen Winkelgeschwindigkeiten. Im Gegensatz zur Ermüdungsbelastung, welches submaximale Sprünge als Treatment setzte, lassen sich bei 30 maximalen Sprüngen unterschiedliche Regulationen der Winkel-Zeit-Kurven registrieren. Volleyballspieler halten ihre maximale und ihre mittlere Winkelgeschwindigkeit des Kniegelenks nahezu konstant. Während sie unter Submaxbedingungen mit signifikanten Steigerungen dieser Kenngröße zumindest in der Flexionsphase aufwiesen. Deutliche Abnahmen der mittleren Winkelgeschwindigkeiten konnten in beiden Bewegungsphasen sogar in der Teilstichprobe der Sportstudenten innerhalb des Max-Tests aufgezeigt werden.

Eine leichte Reduktion der Winkelamplitude verbunden mit einer signifikanten Verlängerung der Dauer von Flexions- und Extensionsphase des Kniegelenkes konnte nachgewiesen werden.

Veränderungen der neuronalen Kenngrößen

Nur die Gesamtaktivität des M. soleus zeigt im Anfang-Ende-Vergleich des Submax-Tests einen signifikanten Anstieg. Die anderen Muskelgruppen weisen nicht signifikante Veränderungen in den Teilstichproben als auch in der Gesamtstichprobe auf. Auffällig erscheint die Tatsache, dass es unterschiedliche Regulationen der Gesamtaktivität bezogen auf die Teilstichprobe gibt, die teilweise eine Zu- bzw. Abnahme der Gesamtaktivität aufweisen. Die zeitbereinigten Aktivitäten (Gesamtaktivität / Aktivität in den funktionellen Phasen) waren analog den Veränderungen die schon bei den absoluten Kenngrößen dargestellt wurden. Auch bei der Analyse der funktionellen Phasen der EMG-Muster konnte bei keiner der untersuchten Teilstichproben und bei keinen der untersuchten Muskeln eine signifikante Rechtsverschiebung im Anfang-Ende-Vergleich konstatiert werden.

Lediglich bei den Volleyballspielern lässt sich der erwartende Trend zur Rechtsverschiebung feststellen. Der theoretische Zusammenhang zwischen einer Rechtsverschiebung im EMG-Muster, verbunden mit einer Reduktion der "musclestiffness" und einer unmittelbaren Auswirkung auf eine höhere Winkelgeschwindigkeit in der Flexionsphase, einer kürzeren Flexionsdauer und größeren Winkelamplituden mit verlängerten Extensionsdauer zeigt sich tendenziell ausschließlich in der Teilstichprobe der Volleyballer.

Dieser Trend war für die gleiche Teilstichprobe im Maxtest zwar erkennbar aber deutlich geringer ausgeprägt. Bei den Sportstudentinnen jedoch lässt sich eine gegenläufige Tendenz zur Linksverschiebung des EMG-Musters aufzeigen.

Beim Max-Test variieren die Teilstichproben ihre Gesamtaktivitäten nur gering. Trends zu gegenläufigen Regulationen wie bei Submax-Tests lassen sich bei den Sportstudentinnen darstellen. Während sie beim Submax-Test noch mit einer Erhöhung der Gesamtaktivität regulieren, vermindern sie diesen Parameter beim Max-Test. Sportstudentinnen und Volleyballspieler regulieren dagegen mit einer Erhöhung ihre Gesamtaktivität beim Max-Test und damit in gleicher Form wie beim Submax-Test.

In der detaillierten Analyse der Innervationsmuster setzen sich diese uneinheitlichen Anpassungen auf Ermüdung fort. Beim Submax-Test lassen sich in den einzelnen funktionellen Zeitphasen lediglich bei den Volleyballern die erwarteten Veränderungen beobachten. Sie regulieren tendenziell mit einer Reduktion der prozentualen Anteile der Voraktivität bei allen Muskeln. Signifikant ist diese Reduktion jedoch nur bei M. vastus lateralis. Die Veränderungen der anderen Teilstichproben zeigten teilweise hypotheseninverse Anpassungen, sowie Erhöhungen der Voraktivität bzw. Regulationen, die sich uneinheitlich und damit nicht signifikant über die abgeleiteten Muskelgruppen verteilten.

Diese Linksverschiebung des EMG-Musters zeigt sich in einer Reduktion des Anteils der späten EMG-Antwort, bei einer Erhöhung der Aktivierung in den frühen EMG-Anteilen.

Bei den Sportstudenten traten leichte Tendenzen von inversen Anpassungen der Plantarflexoren und Knieextensoren auf. Die distal gelegenen Plantarflexoren regulieren mit einer Rechtsverschiebung der Aktivierungsmuster, die proximal gelegenen Knieextensorenmuskeln mit einer Linksverschiebung der Innervation. Fasst man die Ergebnisse beider Ermüdungstreatments von FRICK (1993) zusammen, so lässt sich feststellen, dass es wohl unterschiedliche Anpassungen neuromuskulärer Innervationsmuster auf Ermüdung gibt. Die erwartete ausschließliche Rechtsverschiebung, die in den Arbeiten von GOLLHOFER et al. (1987 b, c) postuliert wird, trat in den Untersuchungen von FRICK nicht auf – sogar gegensätzliche Innervationsveränderungen konnten nachgewiesen werden. Diese sind durch eine Linksverschiebung des EMG-Musters gekennzeichnet. Hierzu trat die erstaunliche Erkenntnis, dass es innerhalb einer Teilstichprobe zu unterschiedlichen Veränderungen der Ermüdungsregulation kommt. Eine Linksverschiebung der Innervationsmuster der proximal gelegenen Muskelgruppe geht mit einer Rechtsverschiebung der neuronalen Steuerung der distalen Muskelgruppe einher.

Die Interpretationen von FRICK (1993) hinsichtlich dieser interindividuell diametralen Anpassungen lehnen sich an die Resultate von KIM (1988) an, der bei zwei unterschiedlichen Bewegungsausführungen inverse Anpassungsvarianten des EMG-Musters aufzeigen konnte.

Die geringe statistische Signifikanz der Gesamtresultate führt FRICK (1993) auf die sich im Gruppenmittel aufhebenden gegenläufigen Richtungen der Anpassung der Parameter zurück. „Treten die Anpassungen beider Richtungen in ähnlicher Häufigkeit und Ausprägung auf, so heben sie sich im Gruppenmittel auf" (FRICK, 1993). Mit der Erkenntnis unterschiedlicher Regulationstypen, die sich noch dazu in einer gesamtstatistischen Analyse eliminierten, differenziert der Autor seine Ergebnisse betreffend der Innervationsrichtung weiter, um die neuronalen Anpassungserscheinungen bei auftretender Ermüdung im DVZ besser aufklären zu können. Diese Einteilung der untersuchten Stichprobe bezüglich ihrer Anpassung im Innervationsmuster hat hohen interpretatorischen Wert. Als Einteilungskriterium benutzte FRICK (1993) die relativen Verschiebungen im EMG-Muster. Nach Aussagen des Autors eignen sich hierzu die prozentualen Aktivitätsanteile der funktionellen Phasen an der Gesamtaktivität am besten. Hierbei ist die Verwendung der Veränderung des prozentualen Aktivitätsanteils der späten EMG-Antwort (%TSEA) an der Gesamtaktivität der Parameter in der sich eine Links- oder Rechtsverschiebung des EMG-Musters zeigt.

Zu Quantifizierung schlägt FRICK (1993) eine Veränderung von 10% bezogen auf das Mittel der Veränderung des prozentualen Aktivitätsanteils der späten EMG-Antwort an der Gesamtaktivität abgeleiteten Muskel vor, da man hiermit deutlich außerhalb der Merkmalsfluktuation (5%) bei biologischen Systemen liegt. In Folge dieses Einteilungskriteriums konnte FRICK (1993) drei Regulationstypen klassifizieren.

- **Typ 1** der mit einer Abnahme des prozentualen Aktivitätsanteils der späten EMG-Antwort eine Gesamtaktivität im Anfang-Ende-Vergleich um mehr als 10% reagiert.
- **Typ 2** der mit einer Zunahme des prozentualen Aktivitätsanteils der späten EMG-Antwort an der Gesamtaktivität im Anfang-Ende-Vergleich um mehr als 10% reguliert.
- **Typ 0** der mit Veränderung des prozentualen Aktivitätsanteils der späten EMG-Antwort an der Gesamtaktivität im Anfang-Ende-Vergleich unterhalb von 10% reguliert.

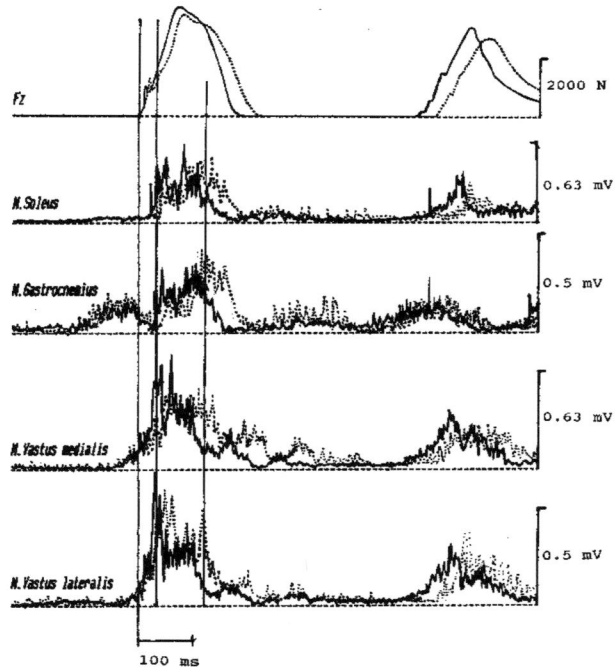

Abb. 3.2.2_1: Darstellung der Innervationsverschiebungen der Beinextensoren nach links, bei ermüdenden Drop-Jumps (Regulationstyp 1= Linksshifter), aus FRICK, 1993, S. 307. Unermüdeter Zustand = Punktlinie; ermüdeter Zustand = Stichlinie

Nach FRICK (1993) charakterisiert Typ 1 demnach eine Linksverschiebung (LV) und Typ 2 eine Rechtsverschiebung (RV) des EMG-Musters. Typ 0 ist gekennzeichnet durch keine bedeutende Verschiebung (KV) des EMG-Musters.

Unter Zugrundelegung dieser Typologie differenzieren sich die Subgruppen der Ermüdungsstudien wie folgt:

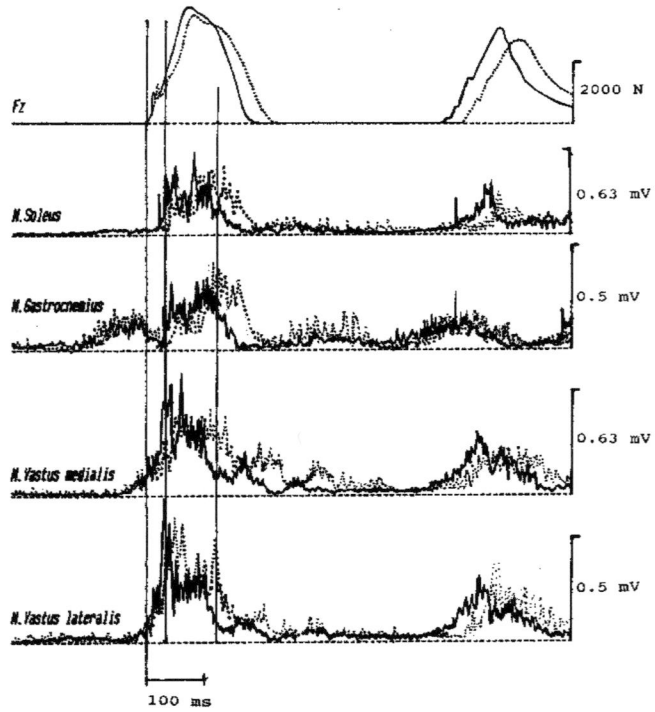

Abb. 3.2.2_2: Darstellung der Innervationsverschiebungen der Beinextensoren nach rechts, bei ermüdenden Drop-Jumps (Regulationstyp 2= Rechtsshifter), aus FRICK, 1993, S. 308. Unermüdeter Zustand = Punktlinie; ermüdeter Zustand = Stichlinie.

Die Volleyballer bestehen mehrheitlich aus Probanden, die mit einer Rechtsverschiebung des EMG-Musters regulieren.

Die Sportstudenten zeigen einen gleich großen Anteil von Versuchspersonen, die mit einer Links- und Rechtsverschiebung regulieren.

Sportstudentinnen regulieren fast mehrheitlich mit geringen Verschiebungen des EMG-Musters und sind somit dem Typ 0 zuzuordnen.

Ob geschlechtsspezifische Unterschiede für diesen Regulationstyp sprechen, konnte in den vorliegenden Arbeiten nicht ganz geklärt werden.

Die Interpretation von FRICK (1993) zeigt, dass bei einem Großteil der weiblichen Probanden ein Arbeitsabbruch erfolgte, bevor sich eine deutliche Verschiebung der EMG-Muster einstellte.

Eine höhere maximale Leistungsfähigkeit als auch eine vielleicht höhere Laktatakkumulation kann von Seiten des Autors als Begründungsversuch ausgeschlossen werden, da sie sich im Mittel nicht von den anderen Versuchspersonen innerhalb der Subgruppe unterscheiden.

Da bei einigen Sportstudentinnen ein Anstieg der zeitbereinigten Gesamtaktivität verzeichnet werden kann, legt der Autor den Grund für den frühzeitigen Abruf auf die muskuläre Ebene. In einer weiteren angelegten Studie untersuchte FRICK (1993) die Reproduzierbarkeit der neuromuskulären Anpassung. In 10 von 12 Fällen konnte die gleiche Tendenz der Anpassung festgestellt werden. Lediglich bei 2 Sportstudentinnen war ein Wechsel von Typ 1 nach Typ 2 bzw. umgekehrt festzustellen.

Bedeutsam erscheint auch die Tatsache, dass sich zu Beginn der Submax-Tests keine signifikanten Unterschiede zwischen den Rechts- und Linksverschiebern feststellen lassen, wenn man die prozentualen Aktivitätsanteile der funktionellen Phase an der Gesamtaktivität vergleicht.

Varianzanalytische Unterschiede der Interaktion der beiden Faktoren Ermüdung und Verschiebung des EMG-Musters zeigen durchgängig signifikante Werte. Weitere statistische Analysen der Gesamtaktivität der integrierten Elektromyogramme einzelner funktioneller Zeitphasen als auch des gesamten integrierten EMGs zeigen ähnliche Resultate und erhärten die Gegensätze in neuromuskulärer Anpassungen auf submaximale Drop-Jumps.

Erwähnenswert an den detaillierten Ausführungen von FRICK (1993) erscheint noch die gleichgerichtete Veränderung der Bodenkontaktzeiten mit den Verschiebungen des EMGs. Insofern kann die Kontaktzeit als Indikator für den Regulationstyp gelten. Dies hat für sportpraktische Untersuchungen als auch für Trainingsmaßnahmen einen hohen Stellenwert, da solch aufwendige elektromyographische Ableitungen zur Identifizierung des jeweiligen Regulationstyps unterbleiben können. Bei der Interpretation der Regulationstypen macht FRICK (1993) deutlich, dass bei beiden Verschiebungsvarianten nicht von zentraler Ermüdung ausgegangen werden kann. Linksverschieber steigern das absolute, als auch das zeitbereinigte integrierte EMG der Voraktivität und der Latenzphase. Beide Phasen unterliegen einer programmierten Aktivierung via ZNS. Rechtsverschieber steigern gleichwohl die Gesamtaktivität bei 3 von 4 abgeleiteten Muskeln, weshalb auch hier nicht die zentrale Ermüdung zum Abbruch der Belastung führte.

Neben den neuronalen Regulationsunterschieden unterscheiden sich Links- und Rechtsverschieber im „wesentlichen dadurch, dass letztere mit einer Vergrößerung der Gelenkwinkelamplitude und Verlängerung der Bewegungsphasendauer reagieren, während erstere die Kenngrößen konstant halten oder reduzieren" (FRICK, 1993).

Die verschiedenen Anpassungsrichtungen sind für das Kniegelenk statistisch signifikant. Für das Sprunggelenk weniger deutlich ausgeprägt.

Zusammenfassend interpretiert FRICK (1993) die gesamten Resultate der Kenngrößenveränderungen als Versuch, im Zuge der ermüdenden Sprünge im DVZ, die sich verschlechternden Voraussetzungen der Muskulatur zur Kraftentfaltung zu kompensieren. Hierbei zeigen Versuchspersonen mit einer Linksverschiebung der EMG-Muster im Submax-Test den Versuch, die nachlassenden muskulären Möglichkeiten zur Kraftentfaltung durch eine Erhöhung der initialen Stiffness auszugleichen. Dies bewirkt eine höhere Anzahl von Querbrückenbildung mit einer Sensibilisierung der Muskelspindeln durch die Alpha-Gamma-Koaktivierung. Hierdurch sind die Bedingungen zur Reflexauslösung und Ausnutzung der "short-range-elastic-stiffness" optimal. Folglich stellt diese Art der Anpassung eine Ökonomisierung der Muskelarbeit dar. Versuchspersonen mit einer Rechtsverschiebung im EMG-Muster können demzufolge weniger Energie im tendomuskulären System speichern, da sie einer reduzierten initialen Stiffness unterliegen. Die Ausnutzung der short-range-elastic-stiffness ist infolge deutlicher erhöhter Muskellängenänderung schlechter. Die Verlängerung der Zeitdauer bis zur Bewegungsumkehr hat zur Folge, dass ein geringerer Teil der gespeicherten Energie zur Leistungssteuerung genutzt werden kann. Dieses Regulationsverhalten stellt nach FRICK (1993) somit ein unökonomisches Bewegungsverhalten dar, welches durch Einbeziehung weiterer bisher weniger genutzter Muskelgruppen kompensiert wird. Für die Leistungsgenerierung haben diese Regulationstypen entscheidende Auswirkungen. Unter Eliminierung der weiblichen Probandengruppe zeigen Linksverschieber 41,7% mehr Wiederholungen, bei 13,4% geringerer Laktatakkumulation als Rechtsverschieber. Abschließend relativiert der Autor jedoch das gute Leistungsvermögen der Linksverschieber mit einer weniger gut ausgeprägten reaktiven Fähigkeit, die sich im Testverlauf erst optimierte. Dies lässt sich auf die längere Bodenkontaktzeit zu Beginn des Treatments zurückführen. Rechtsverschieber sind dahingehend in ihrem reaktiven Vermögen besser geschult, haben infolge dessen kürzere Bodenkontaktzeiten und arbeiten schon zu Beginn an ihrem Optimum. Dies führt im Zuge der Ermüdung auf das Zurückgreifen von unökonomischem Bewegungsverhalten unter Zugrundelegung der Resultate des Maxtest, die gleichwohl beide Regulationstypen aufzeigen konnten. In etwas geringerem Ausmaß muss schließlich aus den Untersuchungen von FRICK (1993) geschlossen werden, dass kein einheitlicher Regulationstyp auf ermüdende Drop-Jumps nachweisbar ist.

Die Ursachen für den Arbeitsabbruch beim Submaxtest sucht FRICK (1993) auf muskulärer Ebene, da die Hinweise auf eine zentral nervöse Ermüdung durch eine Reduktion der zeitbereinigten Gesamtaktivität ausbleiben. Da 3 von 4 abgeleiteten Muskeln bei Versuchspersonen mit Linksverschiebung beim Maxtest einen Anstieg dieses Parameters aufweisen, kann auch für diese Klientel die Ermüdungsursache auf muskulärer Ebene gesucht werden. Anders gelagert regulieren jedoch die Rechtsverschieber ihre Gesamtaktivität.

Die Plantarflexoren betreffend, werden die zeitbereinigten Gesamtaktivitäten deutlich reduziert und auch die Kniegelenkextensoren zeigen geringfügige Abnahmen des gleichen Parameters.

2.4 Resümee des bisherigen Erkenntnisstandes

Bisher liegen nur sehr wenige Untersuchungen bezüglich des neuromuskulären Ermüdungsverhaltens bei Laufbewegungen vor. Infolge dessen schien es durchaus legitim die Studien, die sich mit den grundlegenden Muskelaktionsformen bei Laufbewegungen im DVZ befassten, in einer Literaturübersicht mit aufzunehmen und deren Erkenntnisse zusammen zutragen. Die umfassende Diskussion der vorliegenden Resultate zeigt derzeit ein uneinheitliches Bild, welches sich durch teilweise diametrale Ergebnisse zusammenfügt. Diese gegensätzlichen neuromuskulären Anpassungsvarianten auf Ermüdung können unter anderem mit den unterschiedlichen Versuchsbedingungen zusammenhängen. Wie stark die neuromuskuläre Ermüdungsregulation von den Arbeitsbedingungen der Muskulatur abhängt, zeigt die Untersuchung von KIM (1988), bei der 2 vorgegebene Arbeitswinkel des Kniegelenks zur Bewegungsumkehr zu unterschiedlichen Innervationsverschiebungen führten. Kritikwürdig erscheint die unnatürliche Bewegungsvorgabe einer bipedalen Streckbewegung bei exakt 90 Grad bzw. 110 Grad Kniegelenkwinkel durchzuführen. Dies dürfte umso schwieriger sein, je stärker der Ermüdungsgrad in Erscheinung tritt. Auch die Untersuchungen von GOLLHOFER et al. (1987b, c) lassen Zweifel aufkommen, ob die Resultate der Laborstudie an den oberen Extremitäten auf die Verhältnisse bei Laufbewegungen übertragbar sind.

Zwar ist die Bewegungsausführung in dieser Studie frei wählbar, was einer natürlichen Anpassung sehr nahe kommt, die Kontaktzeiten, insbesondere die Dauer der exzentrischen Phase ist jedoch mit denen der Laufbewegungen nicht zu vergleichen.

Selbst die Vergleiche innerhalb der ermüdenden Schlittenversuche KIM 1988 und GOLLHOFER (1987b,c) gestalten sich schwierig, da zu den interpretatorischen Möglichkeiten der unterschiedlichen Extremitäten (untere versus obere), noch eine weitere frei wählbare versus vorgegebene Bewegungsumkehr als Variation hinzu tritt. Neben den langen Kontaktzeiten, die bei beiden Schlittenuntersuchungen in Erscheinung treten, lassen sich Beobachtungen im Innervationsmuster machen, die den Schluss nahelegen, dass das normale Innervationsmuster eines DVZ nicht simuliert wurde. Dies erscheint umso deutlicher, da die Voraktivierung zum Aufbau der „musclestiffness" die als ein wichtiges qualitatives Merkmal für einen DVZ gilt, bei keinem der abgeleiteten Muskeln nachweisbar ist.

Ein weiteres wichtiges Merkmal zur Identifizierung eines DVZs ist die kompakte spindelförmige Innervation mit integrierten Innervationsspitzen, die durch die Muskelspindeln ausgelöst und auf die Grundinnervation aufgeschaltet werden. Diese additive Komponente via Reflex hat sich als biomechanisch hoch wirksam erwiesen. Betrachtet man jedoch die abgeleiteten Innervationsmuster der beiden Schlittenstudien, so fällt auf, dass die Innervationsspitzen sehr wohl in Erscheinung treten, ihre biomechanische Effizienz jedoch verpufft, da sie isoliert und nicht in die restliche Innervationsmuster eingebunden sind (vergl. FRICK, 1993 Seite 81).

Die größte Ähnlichkeit mit einem qualitativen effizienten DVZ, auch wegen der Kontaktzeiten, dürfte bei den Schlittenversuchen die 110-Grad-Bedingung von KIM (1988) haben.

Die hierbei feststellbaren Linksverschiebungen im Innervationsmuster stellen wohl einen Regulationstyp auf Ermüdung dar, bei dem es gelingt, die musclestiffness aufrecht zu erhalten, eine entsprechende Reflexauslösung zu garantieren, um damit eine elastische Bewältigung der Dehnungsbelastung zu gewährleisten. Die Ausnutzung der hierbei gespeicherten Energie in der nachfolgenden konzentrischen Bewegungsphase ist Garant für ein ökonomisches Arbeiten. Gleiches lässt sich bei den Untersuchungen von FRICK (1993) aufzeigen. Bei ermüdenden bipedalen Drop-Jumps weißt der Autor neben anderen Regulationstypen eine Linksverschiebung der Innervationsmuster bei eintretender Ermüdung nach. Die Aufrechterhaltung der musclestiffness mit weiterhin ökonomischer Nutzung gespeicherter elastischer Energie aus der exzentrischen Bewegungsphase stellt auch für FRICK (1993) den erklärenden physiologischen Hintergrund dieses Regulationstyps dar. Neben den Versuchspersonen, die mit einer Linksverschiebung auf Ermüdung regulierten fand FRICK (1993) jedoch auch Versuchspersonen, die ihre Innervation gleich ließen und Versuchspersonen, die mit einer Rechtsverschiebung regulierten. Der Regulationstyp eines

Rechtsverschieber im EMG fand GOLLHOFER et al. (1989) auch bei Versuchspersonen, die als Ermüdungstreatment einen Marathonlauf durchliefen. Unterschiede bezüglich der Versuchsbedingung (langfristig versus kurzfristig), wie sie in den Ausführungen von FRICK (1993, Seite 82) zum Vergleich der unterschiedlichen Regulationstypen herangezogen werden, dürften nach derzeitiger Analyse keinen Erklärungswert mehr haben. Denn in seinen eigenen nachfolgenden Studien konnte der Autor auch bei kurzfristigen bipedalen Kraftausdauertests im DVZ beide Extremvarianten neuronaler Anpassung auf Ermüdung nachweisen.

Eine dritte Gruppe Regulationstyp 0 zeigt infolge ermüdender Drop-Jumps bei submaximal als auch bei maximalen Testbedingungen keine Veränderungen im Innervationsmuster.

Abschließend bleibt festzuhalten, dass die bisherigen Studien in Abhängigkeit zu ihren Versuchsbedingungen unterschiedliche, ja teilweise diametrale Anpassung auf Ermüdung im DVZ aufweisen.
GOLLHOFER et al. (1987b,c; 1989); KIM (1988); FRICK (1993) und KANEKO et al. (1991) befassten sich zwar mit den ermüdungsbedingten Veränderungen während DVZ, ein einheitliches Regulationsverhalten des neuromuskulären Systems verbunden mit den Veränderungen der biomechanischen Kenngrößen der Bewegungstechnik konnte jedoch bislang nicht aufgezeigt werden.

Die Frage ob die Ergebnisse der oben genannten Studie auf Laufbewegung übertragbar sind, bzw. ob es einen einheitlichen Regulationstyp der ermüdenden Laufbewegung gibt, ist Gegenstand des vorliegenden Forschungsvorhabens.

Trägt man die vielfältigen Untersuchungsansätze und ihre gemachten Resultate in einer Essenz des aktuellen Wissensgutes zum Ermüdungsverhalten beim DVZ zusammen, muss von 3 Regulationstypen ausgegangen werden.

3. Zielsetzungen, Fragestellungen und Hypothesen

Die bisher vorliegenden Studien zur Funktion der Ischiocruralen Muskulatur von WASER (1985) und WIEMANN (1992) sind biomechanische Modelle, die eine kniestreckende Funktion während des Stützes aufzeigen (LOMBARD'SCHES PARADOXON). Funktionelle anspruchsvolle Studien zur biomechanischen Wirkungsweise dieser Muskelgruppe im Verbund der Aktivierung aller an dem Vortrieb beteiligten Muskelgruppen liegen bisher nicht vor. Da bisher überwiegend die Beinextensorenmuskeln M. soleus, M. gastrocnemius, M. vastus lateralis, M. vastus medialis untersucht wurden, nach WASER (1985) und WIEMANN (1986) die Hüftextensoren für den Sprintlauf eine hohe Bedeutung haben, soll in einem ersten Untersuchungsabschnitt die funktionelle Einordnung der ischiocruralen Muskulatur (i.M.) erarbeitet werden.

Die fokussierte Sicht, die bei bisherigen Lauf- und Sprunganalysen alleinig auf die Fuß und Knieextensorenmuskeln ausgerichtet war, sollte somit um die, in der Literatur hinsichtlich funktioneller Anteile an Laufbewegungen beteiligten Hüftbeuge- bzw. Hüftstreckmuskulatur, erweitert werden (WASER, 1985; WIEMANN, 1986).

Die komplexere Bewegungsform des Laufens entgegen einer Sprungbewegung bedarf somit eines erweiterten Untersuchungsansatzes bezüglich der Kontrolle der Hüftgelenksbeweglichkeit als auch der Kontrolle der Innervationsmuster von Hüftbeuge- und Streckmuskulatur.

Die physiologischen Grundlagen des Ermüdungsverhaltens bei isometrischen und konzentrischen Muskelaktionsformen sind relativ gut erforscht. Hingegen liegen relativ wenige Resultate hinsichtlich der physiologischen Grundlagen des Ermüdungsverhaltens bei Muskelaktionen im DVZ vor.

Da dieses Bewegungsverhalten dimensionsanalytisch eine Eigenständigkeit besitzt, die hohe sportpraktische Relevanz sehr hoch ist, die meisten Muskelaktionsformen im Sport innerhalb eines DVZ ablaufen, soll durch die vorliegende Arbeit ein Beitrag zur Aufhellung des neuromuskulären Ermüdungsverhaltens in der Muskelaktionsform DVZ geleistet werden.

Nicht nur das Ausbleiben der Quantität profunder Untersuchungen betreffend dieses essentiellen Bewegungsverhaltens, sondern auch die in dem letzten Kapitel erläuterten widersprüchlichen Aussagen zum Ermüdungsverhalten beim DVZ sollten für weitere Untersuchungen Anlass geben. Insbesondere bedarf es einer Aufklärung, ob die unterschiedlichen Versuchsbedingungen der vorliegenden Studie zu dieser teilweise diametralen Anpassung geführt haben.

Die kritikwürdigen Versuchsbedingungen, die teilweise durch unnatürliche (KIM, 1988; GOLLHOFER, 1987b,c) Sprünge bzw. deren Umkehrpunkte, teilweise durch unkontrollierte Laufbewegungen KANEKO et al. (1991) Ermüdungstreatments setzten, sollen durch einen Versuchsplan ergänzt werden, der die natürliche Bewegungsausführung beim Laufen während eines kontrollierten Ermüdungstreatments ermöglicht.
Um die biomechanische Effizienz des einen oder anderen Regulationstyps, sofern er in Erscheinung tritt, zu diskutieren, wird auch die zusätzliche Kontrolle des Energiestoffwechsels notwendig sein.

Die oben genannten Forderungen an einen praxisrelevanten und wissenschaftlich abgesicherten Untersuchungsansatz impliziert ein kontrolliertes Ermüdungstreatment unter Registrierung der Bewegungstechnik, des Innervationsmusters von Fuß, Knie- und Hüftmuskulatur als auch die Erfassung der Stoffwechselbedingung bei Laufbewegung.

Neben der Analyse und Einordnung des Regulationsverhaltens auf Ermüdung soll die funktionelle Bedeutung verschiedener Muskelgruppen insbesondere der ischiocruralen Anteile diskutiert werden.

3.1 Bedeutung der ischiocruralen Muskelgruppe (i.M.) bei Laufbewegungen

Um letztendlich Aussagen über die funktionelle Bedeutung der i. M. machen zu können, werden Laufbandbelastungen durch verschiedene Geschwindigkeitsvorgaben und Steigungen systematisch variiert und die Auswirkungen auf die Innervationscharakteristik, insbesondere der ischiocruralen Muskelgruppe, kontrolliert. Im Folgenden werden Fragestellungen formuliert, die dazu beitragen sollen, den komplexen Gegenstandsbereich zu konkretisieren.

Frage 1:

Wie passen sich die Bewegungstechnik und das Innervationsverhalten der Hauptantriebsmuskeln an unterschiedliche Laufgeschwindigkeiten an?

Frage 1a:

Welche Bedeutung hat die ischiocrurale Muskulatur innerhalb der komplexen Bewegungsregulation bei Laufbewegungen mit zunehmender Geschwindigkeit?

Frage 2:

Wie passen sich die Bewegungstechnik und das Innervationsverhalten der Hauptantriebsmuskeln bei Laufbewegungen an eine 10% Steigung an?

Frage 2a:

> Welche Bedeutung hat die ischiocrurale Muskulatur innerhalb der komplexen Bewegungsregulation bei Laufbewegungen gegen eine 10%ige Steigung?

Bezüglich der funktionellen Bedeutung verschiedener Muskelgruppen für die Laufbewegung soll der Fragestellung nachgegangen werden, ob sich die einzelnen Muskelgruppen auf systematische Variation der Laufbedingung verändern, bzw. welche Hauptkriterien zur Anpassung bei Geschwindigkeitsänderungen und verschiedene Steigungen in unterschiedlichen Testrahmenbedingungen einstellen.

Neben der Beantwortung der oben genannten Fragestellungen sollen durch die ersten komplexen Untersuchungsansätze, nachfolgend aufgestellte Hypothesen geprüft werden.

Zunächst steht das Regulationsverhalten der ischiocruralen Muskulatur bei Laufbewegung unter variierenden Bedingungen im Vordergrund. In Form der Formulierung wissenschaftlich prüfbarer Aussagen, sollen die folgenden Hypothesen dazu beitragen, einen Erkenntnisgewinn im Rahmen der Bedeutung der ischiocruralen Muskulatur an Laufbewegungen zu erhalten.

Hierzu formuliert sich folgende Hypothese:

Hypothese 1:

> Die ischiocrurale Muskulatur hat einen hohen Stellenwert in der komplexen Bewegungsregulation an unterschiedliche Laufgeschwindigkeiten und Steigungen.

Neben der Aufklärung in die funktionelle Bedeutung verschiedener Muskelgruppen an unterschiedliche Rahmenbedingungen wie Geschwindigkeitssteigerungen, Änderungen an Steigungen und unterschiedliche Laufbahnbedingung, steht das Ermüdungsverhalten bei Bewegungen im DVZ im Zentrum wissenschaftlichen Interesses. Infolge der bisherigen Studien zum Ermüdungsverhalten, insbesondere des Innervationsmusters kann davon ausgegangen werden, dass einheitliche Regulationen sehr wahrscheinlich nicht feststellbar sind. Demzufolge soll dem Regulationsverhalten bei ermüdenden Laufbewegungen analytisch auch in Einzelfallstudien nachgegangen werden.

3.2 Regulationsverhalten bei ermüdenden Laufbewegungen

Die ermüdungsbedingten Anpassungen der Innervationsmuster als auch die damit einhergehenden mechanischen Veränderungen verschiedener Kenngrößen wie Gelenkwinkelveränderung, Schrittlängen, Frequenzen, Kontaktzeit etc., unterliegen infolge unterschiedlicher Aussagen in der Literatur einem hohen wissenschaftlichen Aufklärungswert. Mit einem umfangreichen Untersuchungsansatz sollen nachfolgende Fragestellungen beantwortet werden:

Frage 3:

Welche ermüdungsbedingten Veränderungen im Innervationsverhalten der Hauptantriebsmuskeln können bei ermüdenden Laufbewegungen festgestellt werden?

Frage 3a:

Welche Bedeutung kommt hierbei der ischiocruralen Muskulatur zu?

Frage 4:

| Gibt es unterschiedliche Anpassungstypen? |

Frage 4a:

| Welche Anpassungsvarianten können aufgezeigt werden? |

Zur wissenschaftlichen Prüfung wird folgende Arbeitshypothese generiert, die sich rein an den Resultaten der referierten Ermüdungsstudien in Kapitel 2.2. bei Laufbewegungen bezieht.

Hypothese 2:

| Bei ermüdenden Laufbewegungen zeigt sich ein einheitlicher Trend im Innervationsverhalten, der sich in einer Verlängerung der Bodenkontaktzeit verbunden mit einer Rechtsverschiebung der EMG-Muster zeigt. |

Zur Beantwortung oben genannter Fragestellung und zur Prüfung der Gültigkeit der aufgestellten Hypothesen werden im nachfolgenden Kapitel die methodischen Ansätze formuliert, mit denen der empirische Abschnitt des vorliegenden Forschungsvorhabens eingeleitet wird.

4. Methodisches Vorgehen und Messverfahren

4.1 Versuchspläne

Um die Veränderungen der Innervationsmuster und deren Wechselwirkungen mit anderen biomechanischen Parametern beim Laufen untersuchen zu können, bedarf es komplexer Untersuchungsansätze. Zur Erreichung der Zielsetzungen und zur Beantwortung der in Kapitel 3 formulierten Fragestellungen, werden insgesamt 4 Untersuchungen durchgeführt.

Nach WILLIAMS (1985) ist davon auszugehen, dass „differences in speed affect the majority of biomechanical parameters measured during running". Insofern wird die Laufgeschwindigkeit in einem ersten Untersuchungsansatz systematisch variiert. In einem ergänzenden zweiten Teilabschnitt der ersten Untersuchung werden zusätzlich die Auswirkungen einer 10%igen Steigung auf das Bewegungsverhalten beim Laufen untersucht.

> **U1a** – Veränderungen des Bewegungsverhaltens bei Laufbewegungen mit zunehmender Geschwindigkeit.

Diese Geschwindigkeitszunahme kann diskret oder kontinuierlich verlaufen. Um den Einfluss diskreter Geschwindigkeitszunahmen zu untersuchen, wurden in einer Querschnittsstudie U1a an 12 lauferfahrenen Sportstudenten Geschwindigkeiten von 3, 4, 5 und 6 m/s in randomisierter Reihenfolge mittels eines Laufbandes (Woodway) vorgegeben.

Auf jeder Geschwindigkeitsstufe wurden mindestens 20 Doppelschritte registriert, um für das Analyseverfahren[1] ausreichende Summanden zur

---

[1] Vorversuche mit einer Geschwindigkeitsvorgabe von 5m/s zeigten, dass eine sehr hohe Schweißabsonderung unterhalb der Klebeflächen der Oberflächenelektroden zu einer Artefaktbildung führte. Eine Quantifizierung der Innervationsmuster war hierdurch nicht möglich.

Verfügung stellen zu können. Die erste applizierte Geschwindigkeit betrug in allen Fällen 3 m/s. Unterhalb dieser Vorgabe grenzt die Bewegungsfertigkeit Laufen zu nahe am Gehen.

Beginnend mit Geschwindigkeitsveränderungen nach oben bzw. nach unten wurde das Geschwindigkeitsspektrum von 3 bis 6 m/s durchfahren. Nach dem Wechsel einer neuen Geschwindigkeitsvorgabe, wurde dem Probanden ausreichend Zeit zur Gewöhnung an die neue Vorgabe gegeben (10-15 Doppelschritte).

Tabelle 4.1.1   Variation der diskreten Geschwindigkeitsvorgabe

n = 1 2	3 m/s	4 m/s	5 m/s	6 m/s

Nach der Durchführung von Vorversuchen, die dem Aufwärmen und der Anpassung an das Laufband, als auch auf die Analyse von Artefakten ausgerichtet war, wurden die Untersuchungen zur Variation der Laufgeschwindigkeit von 3 bis 6 m/Sek. in randomisierter Reihenfolge vorgenommen.

U1b – Veränderungen des Bewegungsverhaltens bei Laufbewegungen mit unterschiedlichen Steigungen.

Nach entsprechender Regeneration (30 min) und Kontrolle der Ableitbedingungen der Oberflächenelektroden, erfolgte die Einstellung des Laufbandes auf zwei unterschiedliche Steigungen (0% und 10%).
Unter diesen Bedingungen wurden zwei, im allgemeinen Training praktizierte, Geschwindigkeitsvorgaben eingestellt (3m/Sek. und 4 m/Sek.).

U2

Untersuchungen über ermüdungsbedingte Veränderungen der Schrittstruktur von KÜCHLER et al. (1992) zeigten, dass mit geringeren Intensitäten, bei vergleichbaren Probanden, keine Ermüdung provoziert werden kann. Dem Forscherteam ist es trotz klarer Zielsetzung nicht gelungen ein Ermüdungstreatment zu setzten. Dies wird durch die unveränderten horizontalen und vertikalen Komponenten der Kraft-Zeit-Kurven im Anfang-Ende-Vergleich bestätigt.

Zudem konnten bei gleichbleibender Geschwindigkeit keine Veränderungen der Zykluslänge und -frequenz registriert werden.

Dies wäre nach Aussagen von ZACZIORSKY (1987) schon ab dem 1. Drittel eines ermüdenden Laufes zu erwarten.

Analysiert man die biomechanisch orientierte Ermüdungsforschung bei Laufbewegungen genauer, lässt sich leicht feststellen, dass überwiegend kinematische und dynamische Merkmalsveränderungen untersucht wurden (STUTZ, 1994). Diesen liegen jedoch neurophysiologische Anpassungsphänomene zugrunde, die bisher sowohl in qualitativer als auch in quantitativer Hinsicht nicht ausreichend untersucht wurden.

Da in diesem definierten Bereich zudem gegensätzliche Resultate existieren, soll in einem kontrollierten Laborexperiment der Einfluss von Ermüdung auf das Laufverhalten untersucht werden. Zur Erhellung der Adaptation auf ermüdende Laufbewegungen des "Bewegungssystems Mensch", bedarf es deshalb einer konstanten Geschwindigkeitsvorgabe. Diese wurde mit einem Laufband (Woodway) mit 6 m/s bis zur Erschöpfung vorgegeben. Nur aufgrund der konstanten Geschwindigkeitsvorgabe lässt sich der Einfluss der Ermüdung auf die Merkmale untersuchen (WILLIAMS, 1985). An der U2 nahmen 12 ausdauertrainierte Sportstudenten und Mitarbeiter des Sportinstituts Frankfurt teil.

U3

Da Untersuchung U2 als klassisches Laborexperiment zu bewerten ist, der Unterschied zwischen Laufbandlaufen und freiem Laufen immer wieder Gegenstand der kontroversen wissenschaftlichen Diskussion ist, wird in Untersuchung U3 eine Feldstudie durchgeführt, um zu überprüfen, ob vergleichbare Anpassungen auch bei freiem Laufen nachweisbar sind. An der Untersuchung U3 nahmen ebenfalls 12 Versuchspersonen (Leichtathleten) teil. Auch bei dieser Feldstudie wurde die Geschwindigkeitsvorgabe auf 6m/s festgelegt. Die Geschwindigkeitsvorgabe wurde dem Probanden mittels vorausfahrenden Fahrrads vorgegeben. Abbruchkriterium für das Ermüdungstreatment war die deutliche Vergrößerung des Abstandes (2m) zwischen Fahrrad und Läufer. Die Untersuchungen der Studie U3 fanden im Freien auf der Laufbahn (Tartan) des Instituts für Sportwissenschaft Frankfurt statt.

U4

U4 wurde in der Leichtathletikhalle in Kahlbach, auf einer 200m-Bahn mit überhöhten Kurven durchgeführt. Voruntersuchungen zeigten hinsichtlich der Bewegungsparameter keine systematischen Unterschiede zwischen dem Laufen auf der Kurvenüberhöhung und dem Laufen auf der flachen Geraden. Somit konnte in weiterführenden Analysen auf eine Differenzierung bezüglich der Laufbahnabschnitte verzichtet werden. Auf Fragestellungen zum Vergleich des Bewegungsverhaltens der beiden Beine (kurveninneres und kurvenäußeres Bein) wurde aufgrund der extremen Zunahme an messtechnischem Aufwand verzichtet. Die Versuchspersonen hatten die Aufgabe, die vorgegebene Geschwindigkeit mittels geschwindigkeitsgeeichtem Fahrrads, bis zur Erschöpfung beizubehalten. Hierzu fuhr das Fahrrad vor der Versuchsperson mit konstanter Geschwindigkeit her. Abbruchkriterium war die deutliche Vergrößerung des Abstandes zwischen Fahrrad und Läufer (2m) bei einer konstanten Geschwindigkeitsvorgabe von 6m/s.

4.2 Personenstichproben

Die Auswahl des Probandengutes für die Vorversuche erfolgte am Institut für Sportwissenschaften der J.W.G. Universität Frankfurt.

12 Probanden (Sportstudenten und Leichtathleten) wurden für die Laufbandanalysen mit den Bedingungen des Laufbandlaufens vertraut gemacht und den unterschiedlichen Bedingungen – Geschwindigkeitsänderungen und Steigungen – ausgesetzt.

Für die Ermüdungsstudien im Feld, sowie in der Halle, wurden ebenfalls je 12 Leichtathleten (Mittelstreckenläufer) untersucht, die sich aus terminlichen Gründen nur teilweise aus demselben Probandengut rekrutierten.

Die Untersuchung der Innervationsmodulationen beim Laufen offeriert, ob der Vielfältigkeit dieser Bewegungsform, eine breite Zugangsmöglichkeit. Infolgedessen erscheint es sinnvoll eine Kategorisierung anhand der Hauptzugangswege auch in den Untersuchungsansätzen deutlich werden zu lassen. Dies wird zum einen mit den Variationen der Geschwindigkeit und Steigung (U1a, U1b) und zum anderen mit dem Einfluss der Ermüdung (Untersuchung 2, 3 und 4) angestrebt. Diese beiden Faktoren gehören zu den Variablen "which ... has a specific influence on the results" (WILLIAMS, 1985).

Entsprechend der Fragestellungen (vgl. Kap 3) werden zur Provokation von Innervationsmodulationen 4 Untersuchungen durchgeführt, die ein Untersuchungsvolumen von 36 Versuchspersonen umfassen. Die Auswahl der Probanden richtete sich zum einen nach der Bereitschaft zur Teilnahme und zum anderen nach dem Leistungsniveau (Sportstudenten und

Leichtathleten). Für die einzelnen Untersuchungen werden im Folgenden die anthropometrischen Daten der Versuchspersonen dargestellt.

	Alter (Jahr)	Größe (cm)	Gewicht (kg)
U 1a/b	29,9	179,8	75,3
U 2	27,2	181,7	76,0
U 3	29,0	186,7	81,1
U 4	31,3	182,7	79,1

Tabelle 4.2.1   Mittelwerte und Standardabweichung

4.3 Eingesetzte Messverfahren

Die eingesetzten Messverfahren sind bis auf die Geschwindigkeitsvorgabe (Laufband für die Laborexperimente und das Fahrrad für die Geschwindigkeitsvorgabe im Feldtest) und das Erfassen der Schrittstrukturmerkmale identisch. Im Labor registrierte man die Bodenkontaktzeiten mittels spannungsversorgter Spikes. Während der Feldstudie war dies nicht möglich. Deshalb kam hierbei eine Einlegesohle zur Verwendung, die eigens hierfür konstruiert wurde (System Biovision, Ing. H. ERNST). Die Kontrolle der Bewegungstechnik erfolgte mittels Goniometrie am Fuß-, Knie- und Hüftgelenk. Die Innervationsmuster registrierte man anhand elektromyografischer Ableitungen.

4.3.1 Kontrolle der Bewegungstechnik

4.3.1.1 Messung der Bodenkontaktzeiten

Seit den ersten elektromyographischen Befunden ist die Notwendigkeit bekannt, den Signalen der Muskelinnervation eine externe zeitliche oder räumliche Zuordnung zu geben. Dieses meist als Trigger bezeichnete Signal dient im Averageverfahren als Summationspunkt zur Kumulierung gleichgearteter Bewegungen. Bei Sprüngen auf einer Meßdruckplatte (FRICK, 1993; SCHMIDTBLEICHER, 1987) oder Läufen über eine entsprechende kraftmessende Einheit (GOLLHOFER, 1987 a, b) wurde beispielsweise die erste steile Flanke im abgeleiteten Kraft-Zeitverlauf oder aber ein bestimmtes Spannungsniveau dieses Meßsignals als Triggersignal herangezogen. Für die vorliegenden Fragestellungen ist eine ortsfeste Meßeinrichtung jedoch weniger gut geeignet. Hinzu tritt die Tatsache, dass eine, in einer Laufbahn eingelassene Meßdruckplatte mit den herkömmlichen Maßen 0,4m auf 0,6m vom Läufer nicht immer getroffen wird. Eine Schrittlängenkorrektur zum Auftreffen des präparierten Beins ist nicht erwünscht, da sich die Innervationscharakteristik erheblich verändern würde. Selbst die Installation von mehrfach hintereinanderliegenden Meßdruckplatten ist für die Untersuchungen des kontinuierlichen Ermüdungsverlaufes nicht ausreichend. Hierbei würden pro durchlaufene Runde (400m-Bahn) immer nur zwei bis drei Kontakte des präparierten Beins erfasst werden können. Infolgedessen konzipierte man ein Erfassungssystem mit dem man kontinuierlich die Bodenkontaktzeiten und die daraus abzuleitenden Parameter wie Flugzeit und Frequenz registrieren konnte. Für die Untersuchungen auf dem Laufband benutzte man abgesägte Spikes, die in die individuellen Laufschuhe eingedreht werden konnten. Die Benutzung des eigenen Schuhwerkes erscheint umso wichtiger, da das gewohnte

Laufmuster erheblich durch das Tragen fremder Schuhe verändert werden kann. Jeder Spike wurde mit einem Mehrfachkabelstrang durch unterlegte Ösen mit einer 5-Volt-Spannung aus dem Telemetriesender versorgt. Die Anbringung der positiven und negativen Pole wurde auf der Sohle so verteilt, dass sowohl bei medialen als auch bei lateralem Fußaufsatz ein Stromfluss und damit ein Rechtecksignal abgegeben wurde.

Zur Gewährleistung eines leitfähigen Untergrundes feuchtete ein Helfer die Laufläche des Laufbandes für die Dauer der Messung mit 5%iger Kochsalzlösung an. Mit der steilen Flanke des Triggersignals welches parallel zu den anderen Einzugskanälen erfasst wurde, konnte der Zeitpunkt und die Dauer des Auftreffens des Fußes auf den Boden (Laufband) registriert werden. Für die Untersuchungen 1 und 2 muss jedoch einschränkend angemerkt werden, dass ausschließlich das Laufverhalten auf dem Ballen gefordert wurde. Dies hängt zum einen mit der üblichen Positionierung der Spikes auf der Sohle zusammen, hat aber zum anderen auch inhaltliche Gründe. Durch das Laufen auf dem Ballen ist für die Wadenmuskulatur gewährleistet, dass die Muskelaktionsform eines Dehnungs-Verkürzungs-Zyklus durchlaufen wird. Diese eigenständige Muskelaktionsform ist die wohl häufigste Art der Arbeitsweise des Muskel-Sehnen-System im Sport. Um die Modulationen dieses natürlichen Innervationsprogramms mit anderen schon detaillierter untersuchten Bewegungsformen (z.B. Drop-Jumps – FRICK, 1993) vergleichen zu können, erscheint die Vorgabe des Ballenlaufs zwingend notwendig. Für die Untersuchungen 3 und 4, die zwecks Erhöhung der Validität nicht mehr im Labor durchgeführt wurden, konstruierte man eine drucksensible Einlegesohle in mehreren Größen. Die Einlegesohlen bestehen aus zwei textilen dünnen Sohlen, die miteinander verklebt werden. Zwischen diesen Elementen werden 4 Drucksensoren eingelegt, die mit Litze untereinander seriell verschaltet werden. Durch einen

Schnellverschluss in der Kabelzuführung konnte ein schneller Wechsel bei Artefakten auch an fertig präparierten Beinen möglich gemacht werden.

Durch diese Anordnung konnte zwar nicht zwischen den einzelnen Sensoren differenziert werden (Summation der Einzelsensoren in einem Kanal), ein Aufsetzen des Fußes im lateralen oder medialen Bereich des Ballens oder im Fersenbereich konnte jedoch immer registriert werden. Dies war umso notwendiger, weil die Leistungssportler aus dem Bereich Mittelstrecke sich nicht durch die Vorgabe auf dem Ballen laufen zu müssen, von ihrem gewohnten Fußaufsatz abbringen ließen.

4.3.1.2 Messung der Schrittstrukturmerkmale

Die als Ermüdungsindikatoren fungierenden gängigen Parameter der Schrittstruktur (Schrittlänge und -frequenz) werden zur Einflussbestimmung der Lateralkomponenten um die Größen SPURBREITE (SB), PFAD (PD), und AUFSATZWINKEL (AW) ergänzt. Zur Erfassung dieser Parameter wurde auf der Innenbahn beider Geraden einer 400m-Tartanbahn eine Aluminiumfolie von zirka 40m ausgelegt (vgl. Abb. 4.3.1.2_1).

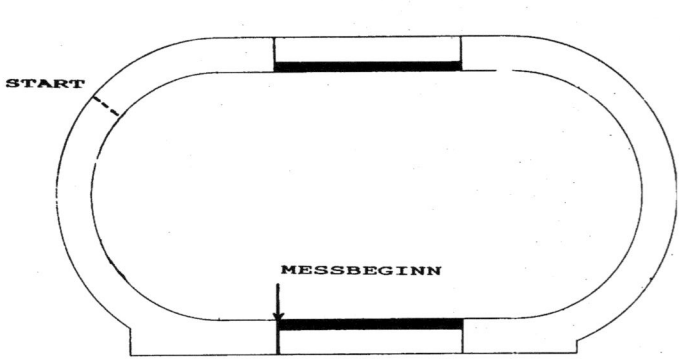

Abb. 4.3.1.2_1: Lageskizze der beiden Messfolien zur Erfassung der Schrittstrukturmerkmale auf den Geraden der 400m-Tartanbahn.

Diese wurde an der Innenbahn angelegt und befestigt. Beim Überlaufen der Foliensegmente hinterließen die Läufer charakteristische Abdrücke, die eine Erfassung o. g. Parameter ermöglichte (vgl. Abb. 4.3.1.2_2). Für jedes Foliensegment war ein Helfer eingeteilt, der die Abdrücke der Probanden, nach dem Überlaufen der Folie, mit einem Stift der jeweiligen Rundenzahl zuordnete.

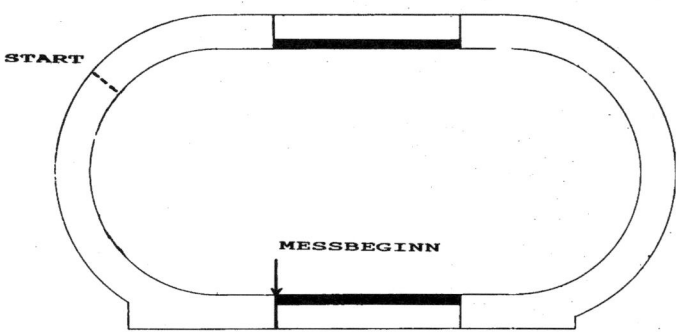

LAGESKIZZE DER MESSFOLIE

Abb. 4.3.1.2_2: Abbildung links zeigt die Ansatzpunkte zur Messwertaufnahme der Parameter Schrittlänge (SL), Doppelschrittlänge (DS), Spurbreite (SB); und Pfad (PD). Abbildung rechts verdeutlicht die Quantifizierung des Aufsatzwinkels (AWα).

4.3.1.3 Messung der Gelenkwinkel

Zur Kontrolle der Bewegungstechnik stehen in der biomechanischen Forschung mehrere Erfassungsarten zur Verfügung. Zu den bildgebenden Verfahren zählen hier die Film- und Videoanalyse. Die Chronophotographie findet kaum mehr Anwendung. Da die oben genannten Verfahren sehr teuer (Filmentwicklung) sind oder für hoch dynamische Bewegungen eine zu geringe Bildfrequenz haben (Videoanalyse), wurde zur Kontrolle der Laufbewegung in der vorliegenden Studie auf die Goniometrie zurückgegriffen. Entsprechend der Auswahl der Hauptantriebsmuskeln wurden die Gelenke eines Beines (Fuß-, Knie- und Hüftgelenk) mit neuentwickelten, extrem massearmen Goniometern (Penny und Giles), die auf DMS-Basis arbeiten (NICOL, 1988) präpariert. Die Vorteile dieser Goniometer liegen gegenüber den herkömmlichen Modellen in dem weitaus geringeren Gewicht

(0,185 kg) und in der fehlenden starren Drehachse. Durch die geringe Masse und der flachen Bauweise sind die Goniometer leicht auf der Haut zu fixieren
(doppelseitiges Klebeband) und provozieren geringere Verschiebungs-Artefakte (Hautverschiebung aufgrund der Massenträgheit) als die herkömmlichen Goniometer mit deutlich höheren Massen. Durch die hohe Flexibilität bei der Auswahl der Klebestelle ist es möglich, den individuellen Gegebenheiten einer jeden Versuchsperson gerecht zu werden. Selbst die nahezu rückwirkungsfreie Anbringung auf der lateralen Seite des Fußgelenks im Schuh ist möglich. Hierfür stehen kleinere Modelle zur Verfügung. Der zweite Vorteil der DMS-Goniometer liegt darin, dass das Problem der Nichtübereinstimmung von Gelenk- und Goniometerachse, welches bei der Verwendung von herkömmlichen Goniometern immer auftritt, nicht vorhanden ist. Die Gelenkwinkelstellung wird über die Relation der beiden Goniometerendteile gemessen. Die Anbringung der Goniometer erfolgt parallel zu den, das Gelenk bildenden, Knochensegmenten. Hierzu wird die Haut über den entsprechenden Stellen rasiert und entfettet. Anschließend wird der Goniometer aufgeklebt und zusätzlich mit Tapestreifen gesichert. Am Fußgelenk orientierte man sich zum einen am Verlauf der Tibia und zum anderen an der horizontalen Längsausrichtung des Fußes. Für das Kniegelenk stehen zur Anbringung des Goniometers Tibia und Femur als Orientierungslinien zur Verfügung. Die Anbringung am Hüftgelenk ist durch den fehlenden zweiten gelenkbildenden Partner schwieriger. Vorversuche, die sich mit der Erfassung der Hüftgelenkveränderungen beschäftigten legten die orthogonale Anbringung des oberen Goniometerendes zur vorderen Kante des Beckenkamms nahe. Dieser Bezugspunkt ermöglicht zwischen den Probanden vergleichbare Präparationen. Hinzu kommt die freie Verlaufsform des Meßsegments zwischen den Endteilen (Fa. Penny

und Giles – Empfehlung für die Anbringung). Das untere Ende des Goniometers liegt parallel zum Femurknochen.

Entgegen den herkömmlichen Messungen des Hüftgelenkwinkels mittels Filmanalyse bei denen der Rumpf als zweites gelenkbildendes Segment betrachtet wird, bietet die oben genannte Anbringung am Beckenkamm den Vorteil, die Bewegungen der Beckenkippung oder Aufrichtung mit zu erfassen. Ansätze dieser beckenbezogenen Orientierungspunkte existieren seit jüngster Zeit auch für die Filmanalyse (WITT, 1993). Die Zuleitung der Goniometersignale in den Telemetriesender erfolgt auch hier über leichte, flexible Kabel. Dort werden sie 20-fach vorverstärkt, telemetrisch übertragen und im Endverstärker auf eine optimale Nutzung des Meßbereichs angepasst. Die Weiterverarbeitung der gespeicherten Goniometerdaten mit den EMG- und Triggersignalen, erfolgt analog dem Averageverfahren (vgl. Kapitel 4.3.2.).

4.3.2 Erfassung der Muskelinnervation

Zur Registrierung der Innervationsmuster wurde die in der Sportwissenschaft übliche Methode des Oberflächenelektromyogramms verwendet. Bei dieser noninvasiven und nahezu rückwirkungsfreien Meßmethode zur Erfassung der am Muskel ankommenden elektrischen Impulse, erfolgt die Ableitung dieser Signale mittels Elektroden (Silber/Silberchlorid), in die eine Reservoire für den Kontaktvermittler (Elektrolytpaste) eingearbeitet ist. In den vorliegenden Untersuchungen wurde ausschließlich auf bipolare Ableitungen zurückgegriffen. In der Untersuchung U1a und b waren die Elektroden zusammen mit den Vorortvorverstärkern in eine Platine eingebettet. In den anderen Untersuchungen (U2–U4) wurde auf eine Weiterentwicklung in der Oberflächenableitung zurückgegriffen, um auch unter stark verschweißten Ableitbedingungen artefaktfreie Signale zu erhalten.

Hierbei wurden Einzelelektroden verwendet, die über ein abgeschirmtes Kabel mit dem separat liegenden Vorortvorverstärker (20-fache Signalverstärkung) verbunden wurden. Der Vorteil dieser Elektrodentrennung liegt eindeutig in der höheren Schweißresistenz; denn durch die Platzierung der Elektroden auf einem Träger entstehen Kapillarkräfte zwischen der Platine und der Haut, die für eine Querbrücke zwischen den Elektroden sorgt. Hinzu tritt die Tatsache, dass in Vorversuchen zur Erfassung der Innervationsmuster bei Ermüdungstreatments der leitfähige Schweiß diesen Effekt noch verstärkt.

Die Anbringung der Elektroden erfolgte mittels doppelseitig wirkenden Kleberingen (Fa. Hellige) auf die zuvor präparierten Hautstellen über dem Muskelbauch. Der Elektrodenabstand betrug in allen Untersuchungen 2 cm. Zur Vorbereitung der Ableitstelle wurde die Haut zunächst desinfiziert und anschließend mit feinem Schmiergelpapier dekornifiziert. Im Anschluss daran erfolgte eine Sättigung der Haut mit Elektrolytpaste (Fa. Hellige), was zu einer Erhöhung der Hautleitfähigkeit führt. Nach kurzer Einwirkzeit (5 Minuten) wurde die Hautoberfläche mittels Kodanspray von der oberflächlich verbliebenen Elektrolytpaste befreit und die Elektroden parallel zur Muskelfaserlängsrichtung auf den Muskelbauch aufgeklebt. Zur Sicherung der Präparation wurden über die Elektroden Klebevliesstreifen (Fa. Leukoplast) angebracht. Somit konnte eine, auch unter stark verschmutzten Bedingungen nahezu artefaktfreie Ableitungen der EMGs gewährleistet werden. Um die Störanfälligkeit dieser Messtechnik weiter zu verbessern sicherte man die Kabel zum Vorortvorverstärker auf Zugentlastung, indem man zusätzlich zur Verklebung der Elektroden eine Verklebung der Ableitkabel auf der Haut vornahm. Hinzu kam die Verklebung der Steckverbindungen. Da Verschiebungen der Ableitkabel relativ zu den Elektroden messtechnisch Probleme bereitete, zusätzlich Kabel für die drei Goniometer und ein Kabel für das Triggersignal am abzuleitenden Bein von unten nach oben liefen, überzog man den Unter- und den Oberschenkel des präparierten Beins mit einem elastischen grobmaschigen Strumpfverband (Fa. Leukoplast). Traten nach entsprechender Präparation während der Einlaufphase zur Artefaktkontrolle Nulllinienschwankungen in den Signalen auf, war eine Neupräparation durchzuführen.

Entsprechend den Angaben von FRICK (1993) konnte durch weitere Abtragung der Hornschicht über der Ableitstelle eine Beseitigung dieser Störungen durchgeführt werden. Die Weiterleitung, der an den Elektroden erfassten Aktionspotentiale, erfolgte nach 20-facher Verstärkung im Vorortvorverstärker (System–Biovision, Ing. H. ERNST) via Kabel in den Telemetriesender (0,6 kg), der mittels Tragegurt am Rücken befestigt war. Der Sender ist Teil einer Zwölf-Kanal-Telemetrie anläge (Glonner-Biomess 2000) die zur kabellosen Übertragung der EMGs zusammen mit den Signalen der Einlegesohle und den Goniometern diente.

Die Weiterleitung der Signale nach der Empfängereinheit der Telemetrie erfolgte in eine Verstärkereinheit. Hier konnten die angehenden Signale den Meßbereichen der nachfolgenden Systeme angepasst werden. Die verstärkten elektromyographischen Signale wurden analog gleichgerichtet[2] (Inversion der Negativpotentiale) und zur Reduktion niederfrequenter Störsignale mit analogen 10 Hz Highpassfilter bearbeitet. Im Anschluss erfolgte

---

[2] Gleichrichtung: Roh-EMG-Signale weisen eine hohe Merkmalsfluktuation und damit eine geringe Reproduzierbarkeit auf. Dementsprechend werden die Roh-EMG-Signale zur besseren Quantifizierung gleichgerichtet und mehrfach aufsummiert (Average-Verfahren). GOLLHOFER, 1987 findet bei gleichgerichteten Einzelableitungen nur mittlerer Reliabilitätskoeffizienten. Durch Mittelung über gleichgeartete Bewegungszüge kommen systematisch auftretende Anteile im EMG stärker zum Tragen während unsystematische minimiert werden (SCHMIDTBLEICHER et al. 1978). Ergebnisse von GOLLHOFER et al. 1989 weisen in die gleiche Richtung. Die Autoren fanden bei einer systemtischen Analyse der Reproduzierbarkeit neuromuskulärer Aktivierungsmuster bei Sprungbewegungen unter Verwendung des Average-Verfahrens im Tag zu Tag-Vergleich in 85% der Untersuchungsbedingungen Reliabilitätskoeffizienten von r>0.8. Infolgedessen wird das Averageverfahren zur Aufbereitung der EMG- Signale (qualitative Darstellung) und zur Quantifizierung (Integration der funktionellen Zeitphasen) derselben in der vorliegenden Arbeit herangezogen.

für alle Einzugskanäle eine AD-Wandlung mit 1000 Hz und eine direkte Zuführung in einen Personal-Computer, der mit entsprechender Software (Main-Einzugsprogramm von Trippel/Quintern, Freiburg) ausgestattet ist. Mittels dieses Programms konnten die Signale On-Line visualisiert werden (Artefaktkontrolle) und gleichzeitig zur späteren Analyse auf Festplatte gespeichert werden. Nach BLÜTHNER et al. (1988, S. 154) dient das auf ein mechanisches Signal bezogene Averaging des gleichgerichteten EMGs, der Verbesserung des Signal-Rausch-Verhältnisses bei der Analyse wiederholter identischer Bewegungsabläufe.

4.3.3 Messung der Blutlaktatkonzentration

Um die Stoffwechselbeanspruchung in den Ermüdungstreatments kontrollieren zu können, wurden aus dem hyperämisierten Ohrläppchen mittels Einmalkapilletten 20nl Kapillarblut entnommen. Die Blutentnahme fand unmittelbar vor Eintritt in das Treatment (Ruhewert) und in der ersten, dritten, fünften, siebten und zehnten Nachbelastungsminute statt. Das Kapillarblut wurde sofort nach Entnahme zur Eiweißdenaturierung aus der Kapillette in ein mit 200nl Perchlorsäure gefülltes Eppendorfhütchen ausgelassen, anschließend zentrifugiert und bis zur Analyse bei 4 Grad C im Kühlschrank aufbewahrt. Die Laktatbestimmung erfolgte an einem der nachfolgenden Tage am sportmedizinischen Institut der Stadt Frankfurt.

4.4 Versuchsdurchführung

Im Mittelpunkt des Interesses stand bei allen Untersuchungen das Innervationsverhalten verschiedener Beinmuskeln. Infolgedessen musste jedem Versuch eine Präparationszeit vorgelagert werden. Diese beinhaltete das Vorbereiten der Haut (Rasieren, Dekornifizieren und Desinfizieren), die anschließende Beklebung mit Elektroden und Goniometern und die Sicherung der präparierten Stellen und Kabelzuleitungen mit Tapestreifen.
Nach Einlegen der Drucksohle (U3 und U4) bzw. Anschluss der Stromversorgung an den Spikes (U1 und U2) und Überprüfung der Funktion aller Messsysteme erfolgte ein individuelles Aufwärmprogramm von 20-minütiger Dauer, welches Dehnungsübungen, Lauf- und Sprungbewegungen beinhaltete. Bei Untersuchung 1 und 2 fand das Einlaufen zwecks Gewöhnung an die besonderen Bedingungen des Treatments auf dem Laufband statt. Anschließend wurden die Verstärkungen des einzelnen Meßsignals optimal auf ihren Einzugsbereich hin eingestellt. Bei den Untersuchungen zum Modulationsverhalten auf Geschwindigkeitsänderungen, erfolgte im unmittelbaren Anschluss an das Einstellen der Verstärker bei U1a das Durchfahren der Geschwindigkeitsstufen 3 m/s, 4 m/s, 5 m/s und 6 m/s in randomisierter Reihenfolge. Hierbei wurde darauf geachtet, dass dem Probanden ausreichend Zeit zur Gewöhnung an die neu eingestellte Geschwindigkeit gegeben wurde.

Vor Eintritt in die Ermüdungstreatments der Untersuchungen U2, U3 und U4 wurde zusätzlich Blut entnommen (Ruhewert). Bei Untersuchungen 1a und 1b gab es keine Blutentnahmen, da die Belastungen nur kurz gesetzt wurden. Somit konnte der Einfluss des Stoffwechsels gering gehalten werden. Bei den Ermüdungstreatments erfolgten im unmittelbaren Anschluss an die Belastungen die Blutentnahmen. Diese konnten sowohl im Labor

(Laufband) als auch im Feldtest (Zentrale Anordnung des Abnehmers innerhalb der 200m-Bahn) für die 1', 3', 5', 7', 10' Nachbelastungsminute gewährleistet werden. Nach Abschluss der Untersuchungen erfolgte die Entfernung der Präparation mit anschließender Reinigung der beklebten - Hautstellen. In manchen Fällen verblieb eine leichte Rötung der Haut, die jedoch nach Einreiben mit hautberuhigender Salbe alsbald zurückging.

4.5 Merkmalsstichprobe, Messgenauigkeit und Fehlerabschätzung

4.5.1 Signale zur Erfassung der Bodenkontaktzeiten, Flugzeiten und Schrittfrequenzen

4.5.1.1 Spannungs-Zeit-Kurven (S-Z-K)

Sowohl bei Untersuchung U1a als auch bei den Untersuchungen U1b und U2 bediente man sich stromversorgter Blindspikes (vgl. Kapitel 4.3.1.1) die in die Laufschuhe eingedreht wurden (STUTZ, 1994) um die Bodenkontaktzeit zu erfassen. Bei Auftreffen der Sohle auf das zuvor leitfähig gemachte Laufband (siehe Kap. 4.3.1.1) konnte ein Rechteckimpuls auf dem entsprechenden Einzugskanal registriert werden. Nach dem Lösen der Sohle vom Laufband ging das 5Volt-Spannungs-Signal sofort auf null zurück. Entsprechend der Dauer zwischen aufsteigender und absteigender Flanke konnte die Bodenkontaktzeit bestimmt werden. Dies trifft auch für die, aus diesem Signal quantifizierte

Flugzeit[3] (Doppelstütz) bzw. die daraus errechnete Schrittfrequenz zu. Da die Schrittfrequenz in der biomechanischen Forschung per definitionem aus

---

[3] Zur Berechnung der Flugzeit eines Doppelstützes wurde der Zeitraum nach dem Lösen des präparierten Fußes vom Fußboden bis zum Wiederauftreffen desselben Fußes bestimmt.

der Anzahl der Schritte pro Zeiteinheit (pro Sekunde) berechnet wird, kann unter der Annahme gleicher Zeitdauer des Bodenkontakts und der Flugzeit des linken Beins und des rechten Beins von der direkt erfassten Bodenkontakt und Flugzeit des präparierten rechten Bein bis Wiederauftreffen des gleichen Beins (Doppelschritt) durch folgende Formel auf die Schrittfrequenz (hier Einzelschrittfrequenz) geschlossen werden.

Formel 4.5.1.1.1

$$1000 / (tkont + tFlug) \times 2 = Einzelschrittfrequenz$$

Messgenauigkeit und Fehlerabschätzung

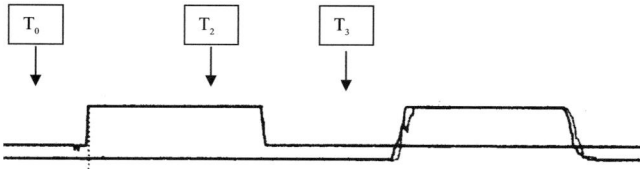

Abb. 4.5.1.1.1 Kennwertquantifizierung von Bodenkontakt- (T0 bis T2) und Flugzeiten (T2 bis T3) bei Zweikanaleinzug (Triggersignal für linkes u. rechte Bein).

Durch den steilen Anstieg und den Abfall der Spannungs-Zeit-Signale sind die zeitliche Auflösung und damit die Messgenauigkeit direkt abhängig von der gewählten Einzugsfrequenz (1000 Hz). Die Genauigkeit der Messung beträgt somit +/- 1 m/s. Für Zeiträume (tkont und tFlug) beträgt der absolute maximale Fehler folglich +/- 2m/s. Bezogen auf die durchschnittlich erreichten Bodenkontakt- und Flugzeiten bei den verschiedenen Untersuchungen und Stichproben liegen die relativen Fehler zwischen +/- 0,5% und +/- 1,3% (Bodenkontaktzeiten) bzw. zwischen +/- 0,4% bis 0,8% (Doppelstütz Flugzeit).

4.5.1.2 Druck-Zeit-Kurven (DZK)

Für die Untersuchungen, die außerhalb des Labors stattfanden (U2, U3 und U4) musste ein Triggersignal entwickelt werden, welches ortsunabhängige Quantifizierungen der in Kapitel 4.5.1.1 genannten Parameter ermöglichen sollte. In den ersten Untersuchungen mit den schon in U1a und U1b bewährten stromversorgten Spikes zeigte sich, dass dieses Messerfassungssystem für die Feldversuche untauglich ist. Infolge zu starken Abtrocknens, des mit Kochsalzlösung bewässerten Tartanbelags, ist die Gewährleistung eines leitfähigen Mediums für die Dauer eines ermüdenden Mittelstreckenlaufs nicht möglich. Dies wird durch die raue Oberflächenstruktur des Tartans noch begünstigt. Andere auf der Lauffläche des Turnschuhes denkbaren Kontakte unterliegen zu hohen mechanischen Beanspruchungen und/oder weisen zu starke Prelleffekte (Mehrfachauslösungen des Signals) auf. Infolgedessen konstruierte man Einlegesohlen (System – Biovision, Ing. H. ERNST), die zur Erfassung der Bodenkontakt- und Flugzeiten bestens geeignet sind (vgl. Kapitel 4.3.1.1).

In der Entwicklungsphase der Einlegesohlen wurden Validitätsprüfungen vorgenommen. Hierzu legte man die Messsohle in einen Strumpf ein und überlief eine in den Fußboden eingelassene Kraftmessplatte (Fa. Kistler, Winterthur). Beide Messsignale wurden in einem Oszilloskop erfasst und hinsichtlich ihrer zeitlichen Übereinstimmung überlagert und anschließend ausgewertet. Abbildung 4.5.1.2.2 zeigt die überlagerten Messsignale der Einlegesohle und der Kraftmessplatte. Hinsichtlich der Zeitparameter t0k (Meßdruckplatte) und t0s (Sohle) gibt es kaum einen Unterschied zwischen den Signalen.

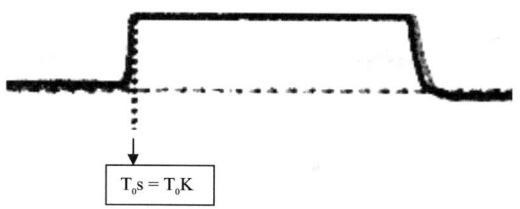

Abb. 4.5.1.2.2 Überlagerte Messsignale zur Erfassung der Bodenkontaktzeiten zweier unterschiedlicher Messsysteme (Einlegesohle = graue Linie; Kraftmessplatte = schwarze Linie). Die gepunktete Linie entspricht dem gemeinsamen Schwellenwert.

Da die Verschiebungen unter einer ms liegen kann von einem validen Messverfahren zur Erfassung der Bodenkontaktzeiten ausgegangen werden. Beim Einlegen der Sohle in einen Laufschuh entsteht jedoch eine zeitliche Differenz zwischen den Maßsystemen unter der Sohle und dem, welches im Schuh eingelegt ist. Dies ist erwartungsgemäß den Dämpfungseigenschaften des Sohlenmaterials zuzuschreiben. Da diese zeitliche Diskrepanz für die intraindividuelle Betrachtungsweise irrelevant ist, und man die Fragestellungen innerhalb einer Untersuchung mit den gleichen Messsystemen analysierte, wird im Weiteren nicht näher darauf eingegangen.

Messgenauigkeit und Fehlerabschätzung

Die Parametrisierung erfolgte analog dem Signal, welches mit den stromversorgten Spikes gewonnen wurde. Abbildung 4.5.1.2 zeigt die Kenngrößenfestlegung anhand des Druck-Zeit-Kurvenverlaufs.

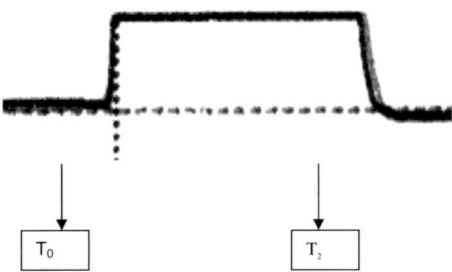

Abb. 4.5.1.2 Schematische Darstellung der Kenngrößenfestlegung anhand der Druck-Zeit-Kurven die mittels Einlegesohle registriert wurden.

Für die Messgenauigkeit ist unter anderem die positive und negative Flanke des Meßsignals maßgeblich. Die Flankensteilheit konnte individuell nach Verschnüren der Laufschuhe eingestellt werden. Die Intention hierbei war eine maximale Steilheit des Signals einzustellen, ohne eine zu starke Sensibilität der Einlegesohle auf Bewegungen des Fußes im Schuh zu ermöglichen. Analog dem Kurvenverlauf in Abbildung 4.5.1.2 sind die zeitliche Auflösung und damit die Messgenauigkeit direkt abhängig von der gewählten Einzugsfrequenz (1 KHz). Infolgedessen kann auch hier eine Messgenauigkeit von ±1 m/s berechnet werden. Für die Zeitspanne bedeutet dies, dass ein maximaler absoluter Fehler von ± 2 m/s zugrunde gelegt werden muss. Die relativen Fehler bei der Bestimmung der Bodenkontaktzeiten für die Untersuchungen II und IV liegen zwischen ±1,3% und ±1,9%. Für die Flugzeiten liegt der relative Fehler zwischen ±0,4% und ± 0,6%. Bei der Berechnung der Schrittfrequenz in Untersuchung IV beträgt der absolute maximale Fehler ± 0,02 Hz. Hieraus errechnet sich unter Zugrundelegung der mittleren Schrittfrequenz von 3,44 Hz ein prozentualer Fehler von ± 0,6%.

4.5.2 Geschwindigkeitsvorgaben

4.5.2.1 Laufband

Um die Auswirkungen von unterschiedlichen Laufgeschwindigkeiten auf die Innervationsmuster der an der Laufbewegung maßgeblich beteiligten Muskelgruppen untersuchen zu können, benutzte man in den Untersuchungen U1a und U1b ein Laufband (Woodway). Auch für die Ermüdungsstudie (U2) wurde das Laufband für die Geschwindigkeitsvorgabe herangezogen. Um zu überprüfen, ob die eingestellte Bandgeschwindigkeit auch durch den Einfluss des Läufers beibehalten bleibt, (Angaben seitens des Herstellers über die Linearität der Bandgeschwindigkeit bzw. über Schwankungen der Bandgeschwindigkeit lagen nicht vor), wurde das Laufband mittels eines Aluwinkels geeicht, der zur Auslösung eines Umlaufsignals, auf eine Lamelle aufgebracht wurde. Dieser Winkel betätigte einen Taster, dessen Signal in einen Messwerterfassungscomputer mit entsprechender Software eingeleitet wurde.

Mittels der erfassten Umlaufzeiten und dem bekannten Umlaufmaß, konnten die eingesetzten Geschwindigkeiten von 3-6 m/s mit der tatsächlichen abgeverlangten Laufgeschwindigkeit verglichen werden. Hierbei zeigte sich, dass die eingestellten Geschwindigkeiten nur sehr gering von den realen Umlaufgeschwindigkeiten trotz des Einflusses des Läufers abweichte ($\pm$ 0,01 m/s bei 3 m/s bis $\pm$ 0,1 m/s bei 6 m/s).
Der prozentuale Fehler bei der Vorgabe der Geschwindigkeiten beim Laufband liegt somit zwischen 0,6% und 2,86%. Dieser geringe Fehler erklärt sich durch eine hohe Motorleistung und durch das hohe Lamellengewicht. Die umlaufende Massenträgheit ist hoch genug, um die Brems- und

Beschleunigungskräfte des Läufers, die während der Stützphase auf das Laufband wirken, zu kompensieren.

4.5.2.2 Fahrrad

Für die Untersuchungen U3 und U4, die außerhalb des Labors stattfanden, musste zur exakten Geschwindigkeitsvorgabe im Ermüdungstreatment ein ortsunabhängiges System entwickelt werden. Das praktikabelste Vorgabesystem war hierbei ein geschwindigkeitsgeeichtes Fahrrad. Die Vorgabegeschwindigkeit lässt sich am Tachometer auf 0,1 Km/h genau ablesen.

Da die Trittfrequenz jedoch natürlichen Schwankungen unterliegt und infolgedessen die Geschwindigkeit des Fahrrads nicht konstant sein kann, wurden Meßreihen zur Quantifizierung dieses Fehlers durchgeführt Diese ergaben, dass die einzuhaltende Geschwindigkeit von 21,6 Km/h (6m/s), bei mehrfacher Durchfahrt einer Messstrecke mit Lichtschrankenanlagen, einer Schwankung von ±1,5 Km/h unterliegt.

Der relative Fehler liegt somit bei einer Geschwindigkeitsvorgabe von 21,6 Km/h bei 6,9%. Selbst die durchgeführten Vorversuche auf einer 200m-Bahn mit überhöhten Kurven in der Leichtathletikhalle (Kahlbach), erbrachten keine größeren Schwankungen der Fahrradgeschwindigkeit[4].

---

[4]Bei diesen Vorversuchen wurde der Einfluß des Kurvenein- und Ausfahrens auf die Vorgabegeschwindigkeit untersucht.

4.5.3 Signale zur Erfassung der Gelenkwinkel

4.5.3.1 Winkel-Zeit-Kurven (W-Z-K)

Die Kenngrößen zur Quantifizierung der Bewegungstechnik hinsichtlich der Gelenkwinkelveränderung wurden gemeinsam mit den EMG-Signalen an gemittelten und geglätteten Winkel-Zeit-Kurven erhoben. Dies erhöht sowohl die Vergleichbarkeit mit den EMG-Analysen als auch die Reliabilität (SCHMIDTBLEICHER et al. 1978; GOLLHOFER, 1987a; GOLLHOFER et al. 1990).

In Anlehnung an GOLLHOFER (1987a) und FRICK (1993) wurden die Gelenkwinkel von Fuß- und Kniegelenk zu Beginn t0 und am Ende der Bodenkontaktphase t2, sowie im Moment der größten Bewegungsamplitude t1 erhoben (siehe Abb. 4.5.2.1). Analog zum Fuß- und Kniegelenk wurde mit dem registrierten Hüftgelenkwinkel verfahren. Zusätzlich konnten die Zeitwerte (t1, t2) bezogen auf den ersten Bodenkontakt t0 erfasst werden. Anhand dieser Daten konnten die Amplituden des Sprung-, Knie-, und Hüftgelenks in den Flexions- und Extensionsphasen, als auch unter Zugrundelegung der hierfür benötigten Zeitdauer, die Winkelgeschwindigkeiten berechnet werden.

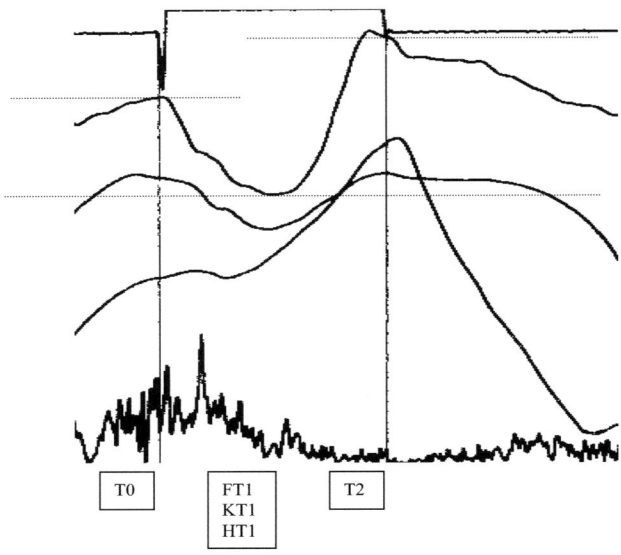

Abb. 4.5.2.1 Kennwertquantifizierung zur Berechnung der biomechanischen Parameter: Gelenkwinkelamplituden und Winkelgeschwindigkeiten des Fuß-, Knie- und Hüftgelenkes in der exzentrischen und konzentrischen Bewegungsphase.

Messgenauigkeit und Fehlerabschätzung

Nach Angaben des Herstellers verfügen die Goniometer von Penny & Giles über ein unbegrenztes Auflösungsvermögen. Die Linearität ist besser als 1%. Der maximale Fehler der analogen Seite beträgt 1% (vgl. Frick, 1993). Die Genauigkeit der Zeitwerte bei einer Einzugsfrequenz von 1000Hz beträgt 1ms. Die Fehlermöglichkeiten bei der Bestimmung der Flexions- und Extensionszeiten, als auch die Einbeziehung der Auswertefehler von ± 0,5 Grad kumulieren zu einem relativen Fehler von unter ± 2% für die Parameter der mittleren Winkelgeschwindigkeiten.

Auf eine Analyse der maximalen Winkelgeschwindigkeiten wurde aufgrund des hohen relativen Fehlers von ± 9% verzichtet.

4.5.4 Muskelinnervation

Die Festlegung der Kenngrößen orientiert sich an den funktionellen Zeitphasen, die im Kapitel 2.3.1 beschrieben sind (vgl. Gollhofer, 1987a; Frick, 1993). Dementsprechend werden für alle abgeleiteten Muskeln die Integrale der EMG-Zeitkurven für die Voraktivität (PRE), die Latenzzeit (LAT), die reflexinduzierte Phase (REF) und der späten EMG-Antwort (LER) bestimmt (Abb. 4.5.4.1). Darüber hinaus wird das IEMG während des Bodenkontakts (KONT) für jeden erfassten Muskel bestimmt.

In Anlehnung an die Quantifizierung der funktionellen Zeitphasen durch GOLLHOFER (1987a) und FRICK (1993) definieren sich die o. g. Phasen wie folgt:

PRE

Die Voraktivität beginnt mit dem deutlichen EMG-Anstieg, welcher sich maßgeblich von der Ruheaktivität abhebt und endet mit dem Beginn der Bodenkontaktzeit, die durch das Triggersignal der Messsohle determiniert ist.

LAT

Die Latenzzeit ist bestimmt durch den Beginn der Bodenkontaktzeit bis zu einem festgelegten Zeitraum von 30 ms. Bedingt durch die Mindestlaufzeit eines Reflexes von 30 ms ist in dieser Phase nicht mit einem Einstrom von reflexinduzierten Zusatzaktivitäten zu rechnen (FRICK, 1993).

REF

In dieser Phase ist mit mehreren Reflexantworten zu rechnen. Sie ist zeitlich begrenzt von 30ms bis 120ms nach Bodenkontakt (GOLLHOFER, 1987a).

LER

Die sich anschließende Phase bis zum Ende des Bodenkontakts ist im Wesentlichen durch willkürliche Innervation bestimmt.

Zu diesen funktionellen Phasen, die während Bodenkontakt wirksam sind treten bei Laufbewegungen zusätzliche funktionell bedeutsame Innervationsphasen in der Flugphase hinzu. Diese beschränken sich ausschließlich auf die hüftbeugende und hüftstreckende Muskulatur. Infolgedessen wird die neuromuskuläre Aktivität der betroffenen Muskulatur während der Flugphase bestimmt und mit FLUG bezeichnet.

FLUG

Die Innervationsphase FLUG von M. rectus femoris und einem Repräsentanten der ischiocruralen Muskulatur ist bestimmt durch einen deutlichen Innervationsanstieg während der Flugphase, welche sich maßgeblich von der Ruheaktivität abhebt. Diese Phase endet für den M. rectus femoris mit dem Rückgang der neuronalen Aktivierung an die Ruheaktivität bzw. endet für den Repräsentanten der ischiocruralen Muskulatur mit Beginn der Bodenkontaktzeit.

KONT

Gesamtinnervation während Bodenkontakt. Um interindividuelle Vergleiche der quantifizierten EMG-Muster anstellen zu können, wurden die einzelnen funktionellen Zeitphasen an der Gesamtaktivität während Bodenkontakt relativiert und in Prozentwerten angegeben und durch Voranstellen eines „P" kenntlich gemacht

Um das mittlere Aktivierungsniveau als weitere Kenngröße für die Ermüdung angeben zu können, mussten die o. g. Kenngrößen durch Division der jeweiligen Zeitspanne bestimmt werden. Die somit erhaltenen zeitbereinigten EMG-Analysen werden im Folgenden durch Voranstellen eines „z" in den Kennwertlisten kenntlich gemacht.

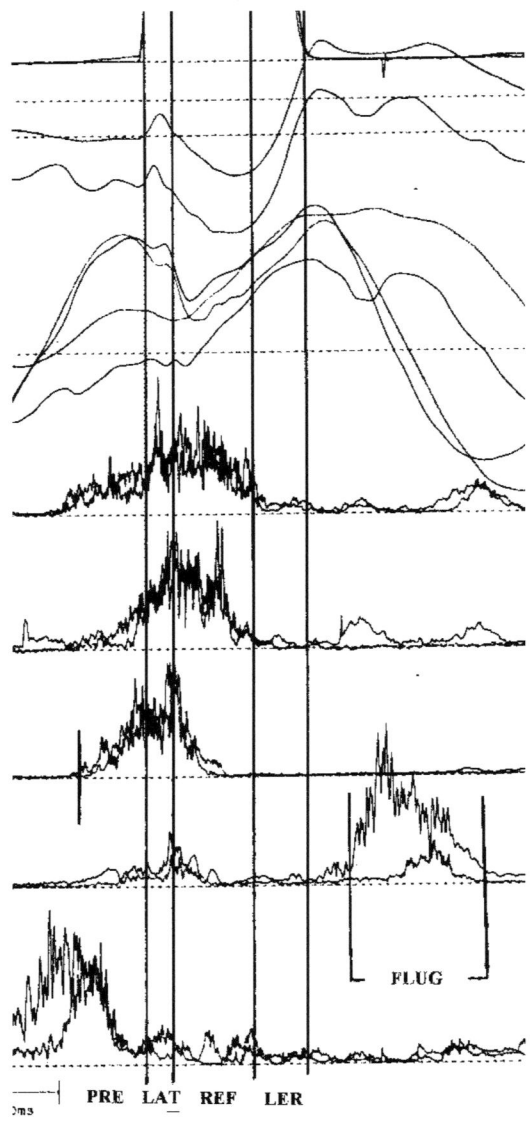

Abb. 4.5.4.1: Festlegung der Funktionellen Zeitphasen PRE, LAT, REF, LER, FLUG zur Quantifizierung der IEMGs der erfassten Muskelgruppen.

Messgenauigkeit und Fehlerabschätzung

Durch identische Präparationsweisen (Rasur der Ableitstelle, Dekornifizierung mittels Schmirgelpapier und Sättigung der Haut mit Ableitgel, mit anschließender Desinfektion) mit den Untersuchungen von Frick (1993) konnten die Haut-Elektroden-Übergangsimpedanzen unter 5KΩ gedrückt werden (vgl. GOLLHOFER et al. 1990).

Infolgedessen minimieren sich die Messfehler, die durch die Relation des Elektroden-Haut-Übergangsimpedanzwertes zur Verstärkerimpedanz (12 GΩ) bestimmt wird (vgl. ZIPP, 1978).

Die Signalverstärker und Übertragungskette hat einen Fehler von weniger als ±2%. Die anschließende A/D-Wandlung und die Software bedingten Auswertefehler betragen weniger als ±0,8% (vgl. FRICK, 1993).

4.5 Blutlaktat

Zur Quantifizierung der Stoffwechselbeanspruchung (Blutlaktat-Konzentration) während ermüdenden Läufen wurden Kapillarblutentnahmen (20 µl) mittels Einmalkapilletten aus dem mit Finalgegner hyperämisierten Ohrläppchen in der Vor- und an mehreren Nachbelastungszeitpunkten vorgenommen. Mehrere Blutentnahmen nach Belastungsabbruch waren notwendig, um sicher zu stellen, dass der Maximalwert der Laktatkonzentration, der zwischen der 2. und 7. Nachbelastungsminute auftritt (Vorversuche), erfasst werden kann.

Das Kapillarblut (20µl) wurde sofort nach Entnahme zur Eiweißdenaturierung in ein mit 200µl Perchlorsäure gefülltes Reagenzgefäß (Eppendorfhütchen) eingeblasen, anschließend zentrifugiert, und zur weiteren Analyse im Kühlschrank gelagert.

In den darauffolgenden Tagen konnten die Blutproben am Sportmedizinischen Institut Frankfurt mit Hilfe eines vollautomatischen Analysegerätes (Technicon) auf enzymatischer Basis (Behring) bestimmt werden.

4.6 Datenverarbeitung

Die Meßdatenerhebung als auch die Rohdatenverarbeitung wurde mittels einer speziellen Mess- und Auswertungssoftware (Quintern, Trippel, Freiburg) vorgenommen. Die Rohdaten-Files wurden nach Artefaktkontrolle zur Mittelung einer Summationssequenz zugeführt und als Daten-File einschließlich Kanalbelegung und Verstärkungsangaben auf Festplatte zur späteren Analyse abgelegt. Die Vorgehensweise einer gemittelten und gleichgerichteten EMG-Weiterverarbeitung erhöht die Reliabilität der vorhandenen Kennwerte enorm (GOLLHOFER et al. 1990). Diese Daten-Files enthalten alle notwendigen Informationen zeitgleicher Ereignisse über alle Kanäle. Insofern ist eine absolute Synchronisation der parallel erhobenen biomechanischen und neurophysiologischen Parameter gewährleistet.

Nach Summation über mehrere gleichgeartete Ereignisse (Schritte) konnten die Daten-Files einer eingehenden Analyse unterzogen werden. Die aufsummierten und gemittelten EMGs wurden in ihren Zeitphasen integriert, die Signale der Gelenkwinkelamplituden anhand des Triggersignals (Beginn und Ende) als auch auf ihr Maximum hin bestimmt. Mit den dazu gehörigen Zeitinformationen des Triggersignals konnten die analysierten Parameter in das Programmpaket SPSS-PC+ zur weiteren statistischen Analyse transferiert werden.

Die weitere mathematische Verarbeitung der Daten wie die Berechnungen der mittleren Winkelgeschwindigkeiten, die Berechnungen der zeitbereinigten EMGs einschließlich der relativierten Kenngrößen wurden mittels Computeranweisungen innerhalb des SPSS PC+ vorgenommen.

Neben den üblichen Parametern der deskriptiven Statistik wie Mittelwerte, Standardabweichungen, wurden die Daten zwecks Prüfung der Eingangs-Voraussetzungen für diverse statistische Verfahren (Varianzanalyse) auf Normalverteilung mittels Kolmogorov-Smirnov-Test geprüft (BORTZ, 1984, 1985). Zur ergänzenden Aufklärung von Einzelfällen wurden zusätzlich Zeitreihenanalysen vorgenommen (SCHLICHT und JANSSEN, 1990; RITZDORF et al., 1992; SCHWENKMEZGER und WACHTMEISTER, 1981).

5. Darstellung der Untersuchungsergebnisse

5.1 Regulation auf externe Randbedingungen (U1a, U1b) (Geschwindigkeit & Steigung)

5.1.1 Geschwindigkeitsvorgaben (U1a)

5.1.1.1 Bewegungstechnik

Darstellung der mechanischen Kenngrößen bei der diskreten Variation der Bewegungsgeschwindigkeiten auf dem Laufband zwischen 3m/s und 6m/sec.

Die Variationen der Laufgeschwindigkeiten wurden mittels Laufband (WOODWAY) in einem Geschwindigkeitsbereich von 3m/s bis 6m/s durchgeführt. Die Darbietung der Geschwindigkeiten wurde in randomisierter Reihenfolge angeboten, um Reihenfolgeeffekte zu vermeiden. Die erwarteten Änderungen in der Bewegungstechnik Verkürzung der Bodenkontaktzeiten, Zunahme der Schrittfrequenzen, Erhöhung der Gelenkwinkelamplituden und -geschwindigkeiten in der konzentrischen Bewegungsphase konnten in Übereinstimmung mit den bisherigen Untersuchungen aus der Literatur (ZACIORSKY, 1987) bestätigt werden.

Die Bodenkontaktzeiten nehmen mit zunehmender Geschwindigkeit von 242ms auf 156ms kontinuierlich ab (siehe Tab. 5_U1a_1). Diese hochsignifikanten Reduktionen zeigen sich in jedem Einzelvergleich der Geschwindigkeitsstufen.

Tab. 5_U1a_1: Veränderungen der Bodenkontaktzeiten mit zunehmender Laufbandgeschwindigkeit

Tkon t (ms)	3m/s	4m/s	5m/s	6m/s
x	242,5	207,1	180,3	156,8
Std	13,03	9,19	7,13	8,36

Zur Kontrolle der Bewegungstechnik wurden neben der Registrierung der Bodenkontaktzeiten, Goniometer an Fuß-, Knie- und Hüftgelenk angebracht. Aus den Signalen konnten die Amplituden und die Zeitspanne, die der Proband hierfür benötigte, ausgewertet werden. Die Analyse der Fußgelenksamplituden zeigt in der exzentrischen Phase eine mäßige aber stete Zunahme mit steigender Laufgeschwindigkeit. Gleiches gilt für das Kniegelenk in dieser Phase, während die Veränderungen der Hüftgelenksamplituden zunächst bei einer Geschwindigkeitssteigerung von 3 auf 4m/s in der exzentrischen Phase zunehmen, dass Hüftgelenk somit ein beugt, um bei weiterer Steigerung der Laufbandgeschwindigkeit wieder kleiner zu werden (vgl. hierzu Abb. 5_U1a_1). Alle Parameter der Bewegungsamplituden in der exzentrischen Phase sind jedoch statistisch nicht signifikant.

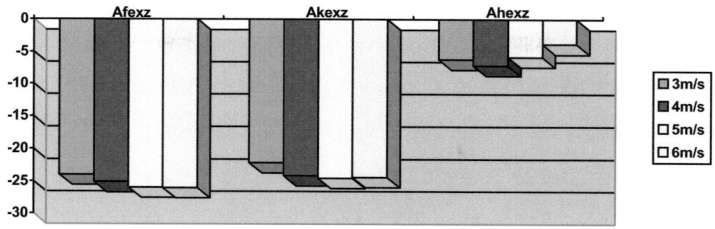

Abb. 5_U1a_1: Geschwindigkeitsbedingte Veränderungen der Gelenkwinkelamplituden von Fuß-, Knie-, & Hüftgelenk in der exzentrischen Phase – Treatment: Variation der Geschwindigkeiten (3, 4, 5, 6 m/s).

Die Veränderungen der Fuß-, und Kniegelenkwinkel in der konzentrischen Bewegungsphase zeigen zunächst eine Amplitudenvergrößerung von 3m/s auf 5m/s, die bei weiterer Steigerung der Laufbandgeschwindigkeit auf 6m/s wieder abnimmt. Die Hüftgelenksamplituden nehmen in der konzentrischen Phase hingegen kontinuierlich zu. Auch die Kenngrößen der Bewegungsamplituden in der konzentrischen Phase sind aufgrund der geringen Veränderungen und der hohen Standardabweichungen statistisch nicht signifikant.

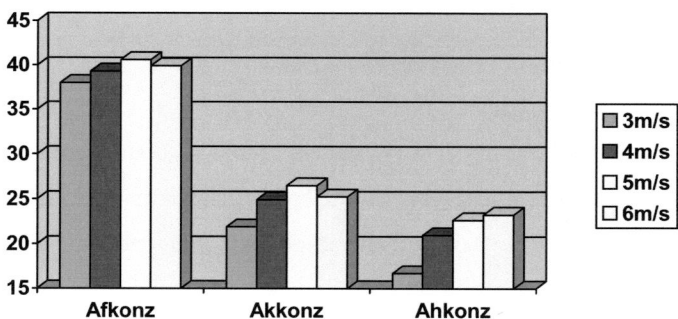

Abb.: 5_U1a_2: Geschwindigkeitsbedingte Veränderungen der Gelenkwinkelamplituden von Fuß-, Knie-, & Hüftgelenk in der konzentrischen Phase – Treatment: Variation der Geschwindigkeiten (3, 4, 5, 6 m/s).

Jedoch sind in allen Geschwindigkeitsstufen die mittleren Winkelgeschwindigkeiten des distal gelegenen Fußgelenkes signifikant bis hoch signifikant höher als die proximal gelegenen Knie-, bzw. Hüftgelenke.

Ein einheitliches Regulationsverhalten bei zunehmender Laufband-Geschwindigkeit lässt sich für die mittleren Winkelgeschwindigkeiten in der konzentrischen Bewegungsphase darstellen. Fuß-, Knie- und Hüftgelenk weisen eine stetige Erhöhung der mittleren Winkelgeschwindigkeiten in der konzentrischen Phase auf. Interessant ist die Feststellung, dass in allen Geschwindigkeitsstufen die mittleren Winkelgeschwindigkeiten der distal gelegenen Gelenke signifikant bis hoch signifikant höher sind.

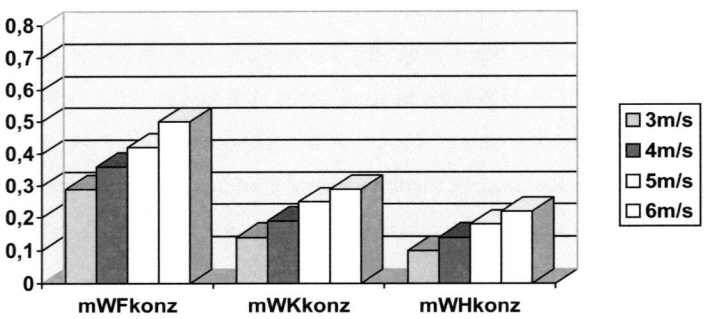

Abb.: 5_U1a_3: Veränderungen der mittleren Gelenkwinkelgeschwindigkeiten (Grad /ms) von Fuß- Knie-, und Hüftgelenken in der konzentrischen Phase beim Laufbandlaufen mit zunehmender Geschwindigkeit (3, 4, 5, 6 m/s).

Das Regulationsverhalten bei zunehmender Laufbandgeschwindigkeit lässt sich für die mittleren Winkelgeschwindigkeiten in der exzentrischen Bewegungsphase wesentlich uneinheitlicher darstellen. Während das Fußgelenk eine stetige Erhöhung der mittleren Winkelgeschwindigkeiten in der exzentrischen Phase aufweist, kann dies für das Kniegelenk nur bis zu einer Geschwindigkeitserhöhung von 5m/s nachgewiesen werden. Eine weitere Steigerung der Laufbandgeschwindigkeit auf 6m/s lässt die mittlere

Winkelgeschwindigkeit für diese Bewegungsphase stagnieren. Die mittleren Winkelgeschwindigkeiten der Hüftgelenke in der exzentrischen Phase zeigen zunächst einen Anstieg von 3m/s auf 4m/s, um in den nächsten höheren Geschwindigkeitsstufen wieder sukzessive geringere Werte anzunehmen. Die höchsten mittleren Winkelgeschwindigkeiten werden bei 5 bzw. 6m/s vom Kniegelenk erreicht. Statistische signifikante Veränderungen sind beim Fuß-, und Kniegelenk sowohl zwischen 3m/s und 5m/s, als auch zwischen 3m/s und 6m/s feststellbar. Das Hüftgelenk zeigt signifikant Veränderungen zwischen 3m/s und 4m/s und zwischen 4m/s und 6m/s.

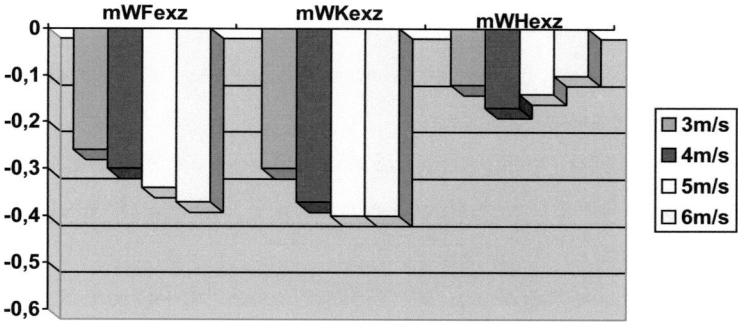

Abb.: 5_U1a_4: Geschwindigkeitsbedingte Veränderungen der mittleren Gelenkwinkel-Geschwindigkeiten von Fuß-, Knie-, und Hüftgelenk in der exzentrischen Phase – Treatment: Variation der Geschwindigkeiten (3, 4, 5, 6 m/s) auf dem Laufband (Grad/ms).

5.1.1.2 Innervationsmuster

Neben den Veränderungen der mechanischen Kenngrößen liegt das Hauptanliegen der vorliegenden Untersuchung an den neuronalen Veränderungen im Innervationsmuster, als auch an der funktionellen Bedeutung der ischiocruralen Muskulatur während variierenden Laufbewegungen.

Zur Provokation von Anpassungserscheinungen im Innervationsverhalten wurden mehrere Geschwindigkeitsstufen (3, 4, 5 und 6m/Sek.) appliziert.

Repräsentativ für jede Geschwindigkeitsstufe wurden mehrere Schritte aufsummiert und einer qualitativen als auch quantitativen Analyse unterzogen.

Zu den Gelenkwinkelveränderungen des Fuß-, Knie- und Hüftgelenks einer Extremitätenseite wurde ein Triggersignal, welches Anfang und Ende eines Bodenkontakts signalisierte, mit erfasst. Hieraus ließ sich auch die Flugzeit als auch die Schrittfrequenz berechnen.

Über diese mechanischen Kenngrößen hinaus wurden an den Probanden der Untersuchung 1 elektromyografische Ableitungen folgender Muskelgruppen durchgeführt:

Musculus soleus, M. gastrocnemius, M. tibiales anterior, M. vastus lateralis, M. rectus femoris, M. biceps femoris caput longum, M. semitendinosus.

Die Analyse der Innervationsmuster der oben genannten Muskeln zeigte deutlich, dass die Beinextensorenmuskeln ihre EMG-Aktivität mit zunehmender Geschwindigkeit erhöhen.

Dies gilt sowohl für das Integral unter den EMG-Zeit-Kurven (IEMG) als auch für das zeitbereinigte IEMG (zIEMG). Durch die letztgenannten Parameter lässt sich das mittlere Aktivierungsniveau via ZNS quantifizieren.

Neben den quantitativen Analysen der elektromyografischen Ableitungen, die für einen erhöhten neuronalen Einstrom in allen, an der Vorwärtsbewegung beteiligten, Muskelgruppen sprechen, zeigen sich proportional gesehen unterschiedliche Anteile bezüglich einer Gesamtaktivität aller abgeleiteten Muskelgruppen. Infolge des unverhältnismäßig großen Innervationszuwachses um nahezu Faktor 2 der ischiocruralen Muskulatur (M. semitendinosus und M. biceps femoris caput longum) im Vergleich zu allen anderen Muskelgruppen, lässt sich der hohe funktionelle Stellenwert dieser Muskelgruppe innerhalb der Erhöhung der Bewegungsgeschwindigkeit ableiten.

Die Zunahme der Bewegungsgeschwindigkeit bei Laufbewegungen wird maßgeblich über die Aktivitätszunahme der ischiocruralen Muskulatur reguliert (Abb. 5.1.1.2_1).

Neben diesen bislang nicht publizierten Resultaten bezüglich des Innervationsverhaltens der ischiocruralen Muskulatur bei Geschwindigkeitserhöhung treten bei qualitativer Betrachtung weitere interessante Beobachtungen der Innervationsmuster gleicher Muskelgruppe hinzu.

Bei niedrigen Bewegungsgeschwindigkeiten noch getrennte Innervationsanteile, verschmelzen zu einem relativ kompakten Innervationsmuster bei höheren Geschwindigkeiten. Diese qualitative Merkmalsänderung zeigt sich bei jeder Versuchsperson, allerdings nicht immer in gleichem Ausmaß bei beiden Anteilen der ischiocruralen Muskulatur (medialer – semitendinosus und lateraler Anteil – M. biceps femoris caput longum).

An dieser Stelle ist anzumerken, dass entgegen dem bisher dargestellten Studien über das Innervationsverhalten der Beinextensorenmuskeln M. vastus lateralis und medialis (GOLLHOFER, 1987a; FRICK, 1993; KANEKO, 1991) keine Kokontraktion beider funktioneller Anteile der ischiocruralen Muskulatur über alle Geschwindigkeitsveränderungen besteht.

Bei weiterer qualitativer Betrachtungsweise der reflektorischen Zusatzaktivitäten, die sich in den Innervationsmustern der Beinextensorenmuskeln aufgrund initialer Beugephase der zugeordneten Gelenkwinkel ergeben, kann bei fast allen abgeleiteten Muskeln während Geschwindigkeitszunahme eine zusätzliche segmentierte Aktivierung im Innervationsmuster beobachtet werden.

Der musculus tibialis anterior zeigt während Bodenkontakt nur eine geringfügige Zunahme der Innervation bei Geschwindigkeitssteigerung ohne Segmentierung.

Unter Zugrundelegung der Analyse von GOLLHOFER (1987a) und SCHMIDTBLEICHER et al. (1987) lassen sich durch vorliegendes Treatment einer Geschwindigkeitszunahme den Laufzeiten entsprechende Reflexaktivitäten aufzeigen, die mit zunehmender Winkelgeschwindigkeit deutlicher in Erscheinung treten.

Beachtenswert ist hierbei eine deutlich segmentierte Zusatzaktivität der ischiocruralen Muskulatur innerhalb der exzentrischen Bodenkontaktphase, die auf die Grundinnervation aufgesetzt ist.

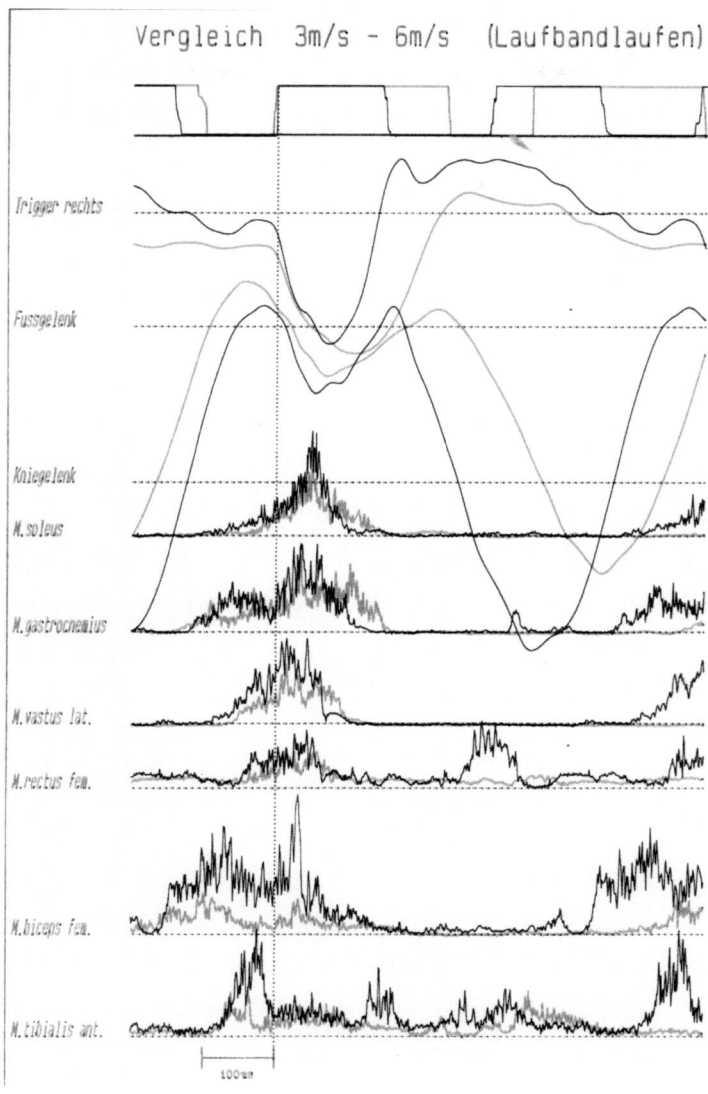

Abb. 5.1.1.2_1: Gegenüberstellung der Innervationsmuster leistungsrelevanter Beinmuskeln, sowie die Gelenkwinkelveränderungen bei Laufbandgeschwindigkeiten von 3m/s (grau) und 6m/s (schwarz).

Die deutliche Segmentierung, die Laufzeit von 35 Millisekunden als auch die Amplitudenhöhe zeigen in Verbindung mit einer exzentrischen Bewegung des Hüftgelenks eine Reflexauslösung der ischiocruralen Muskulatur während der frühen Phase des Bodenkontakts.

Der weitere Verlauf der Innervationsmuster, der sich durch eine minimale Aktivität in der konzentrischen Phase auszeichnet, zeigt in allen Kriterien eine Beteiligung der ischiocruralen Muskulatur an dem Vollzug eines gemeinsamen DVZ innerhalb der Beinachse.

Diese bisher nicht bekannte Beteiligung der ischiocruralen Muskulatur an der Generierung einer höheren Laufgeschwindigkeit, lässt den Focus der Laufstudien, der bisher ausschließlich auf die Beinextensorenmuskeln gerichtet war, auf die Hüftextensorenmuskeln erweitern. Der Nachweis, dass die ischiocrurale Muskulatur einen DVZ bei Laufbewegung durchläuft, erweitert den bisherigen wissenschaftlichen Erkenntnisschatz, um einen weiteren interessanten Aspekt, der in nachfolgender Untersuchung über das Innervationsverhalten bei ermüdenden Laufbewegungen Berücksichtigung finden wird.

Ein ähnliches beachtenswertes Phänomen ist zu beobachten, wenn man neben der Aktivität zu Bodenkontakt die Innervation während Flugphase hinzuzieht. Hierbei lässt sich am musculus rectus femoris mit zunehmender Geschwindigkeit während der Flugphase ein ausgeprägter zweiter Aktivitätsgipfel aufzeigen, der bei niederen Geschwindigkeiten kaum in Erscheinung tritt.

Diese Aktivität ist eindeutig einer hüftbeugenden Wirkung des musculus rectus femoris während der Flugphase zuzuschreiben. Diese initiale Aktivierung des musculus rectus femoris nimmt mit zunehmender Bewegungsgeschwindigkeit unverhältnismäßig stark zu, sodass im Vergleich zur mäßigen Aktivierungszunahme während Bodenkontakt ein funktioneller

Bedeutungswechsel jener Muskelgruppe mit zunehmender Laufgeschwindigkeit konstatiert werden muss.

Die Aktivität des Musculus rectus femoris während Bodenkontakt ist funktionell gesehen weniger bedeutsam, als die Aktivität bei Geschwindigkeitszunahme während der Flugphase.

Diese eindeutigen Adaptation an zunehmende Laufgeschwindigkeiten konnten bisher nicht aufgezeigt werden (SCHMIDTBLEICHER 1978, CAVANAGH, 1990) und ergänzen wiederum die bisherige Sichtweise.

Die oben genannten Sachverhalte über die Muskelgruppen M. ischiocrurale und M. rectus femoris sprechen für eine bedeutende Rolle an der Generierung der Fortbewegungsgeschwindigkeit beim Laufen. Offensichtlich erscheint hierbei der Regulation der Schrittfrequenz eine zentrale Bedeutung zuzukommen.

Zu den nicht unbedingt erwarteten Resultaten aus den obigen Ausführungen fällt auf, dass der M. gastrocnemius als Fuß, als auch der M. vastus lateralis als Anteil der Knieextensorenmuskeln deutliche Aktivitätszunahmen während der Voraktivitätsphase verzeichneten. Diese Aktivierung, noch vor Auftreffen auf dem Boden, ist ein bestimmtes Innervationsverhalten der Extensorenmuskeln, welches zum Aufbau der Muskelstiffness via zentraler Bewegungsprogramme beiträgt. Unter Ausnutzung dieser Vorspannung werden die Muskelspindeln via Alpha-Gamma-Koaktivierung sensibilisiert und das tendomuskuläre System insgesamt härter eingestellt. Die zu Beginn des Bodenkontakts einsetzende initiale Dehnung der Extensorenmuskeln führt zur Auslösung von Zusatzaktivitäten die, durch die Reizung der Muskelspindel und Auslösung von Reflexaktivitäten noch während Bodenkontakt zu effizient ökonomischem Output führen.

Interessant in diesem Zusammenhang erscheint die Tatsache, dass der Musculus tibialis anterior als antagonistisch wirkender Muskel zur Plantarflexorengruppe gleichwohl sehr hoch aktiv ist. Dies kann sowohl der

Kokontraktion zur Versteifung des Sprunggelenks, als auch der biomechanischen Wirkung einer dorsalen Extension zugeschrieben werden. Letzteres erscheint umso wahrscheinlicher, da das Sprunggelenk ohne Flexionsphase vor Beginn des Bodenkontakts unweigerlich zu einem Stolpern führen würde.

Neuronale Störungen bzw. Ausfälle dieser Muskelgruppe zeigen die Notwendigkeit einer Beugephase vor Aufsetzen des Fußes auf den Boden, innerhalb der Lokomotionsbewegung des Menschen. Dies gilt sowohl für das Gehen, als auch für das Laufen. Schon vor Beginn des Bodenkontakts fällt die Aktivität dieser Muskelgruppe scharf ab um zum Ende der Stützphase wiederum Aktivität zur Sicherung eines Endanschlages ins Sprunggelenk aufzubauen. Dies erscheint zum Schutz passiver Strukturen am Fußgelenk umso wichtiger zu sein, je höher die Winkelgeschwindigkeit des Sprunggelenks bei Plantarflexion wird.

Stellt man die mechanischen Kenngrößen und die neuronalen Parameter im Zuge der sukzessiven Geschwindigkeitserhöhung dar, zeigt sich eine kontinuierliche Entwicklung der Kenngrößen von 3 m/s zu 4m/s zu 5m/s zu 6m/s. Insbesondere lassen sich die Anforderungen an eine höhere Bewegungsfrequenz, als auch eine deutliche Erhöhung der Muskelstiffness in den abgeleiteten Muskelgruppen aufzeigen, die durch eine Zunahme des IEMGs in der Vorinnervationsphase, als auch durch eine Steigerung der Aktivität in der reflektorischen Phase verdeutlicht wird.

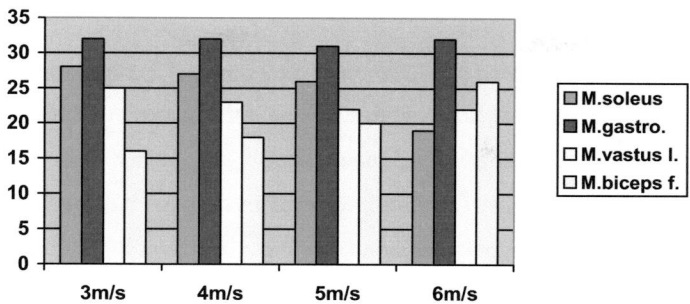

Abb.: 5_U1a_5: Geschwindigkeitsbedingte Veränderungen der kumulierten prozentualen Gesamtaktivität ausgewählter Muskelgruppen – Treatment Variation der Geschwindigkeiten (3, 4, 5, 6 m/s).

Die Erhöhung des zeitbereinigten IEMGs weist deutlich auf einen erhöhten zentralen Innervationseinstrom hin.
Diese Resultate sind über die Probandengruppe signifikant bis hoch signifikant. Einzig die Reflexauslösung der ischiocruralen Muskulatur kann nur bei 7 der untersuchten 12 Läufer deutlich beobachtet werden.

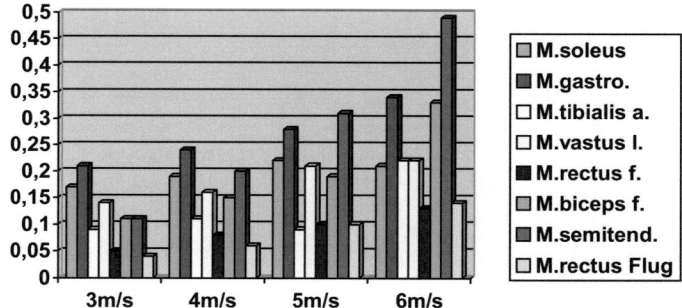

Abb. 5_U1a_6: geschwindigkeitsbedingte Veränderungen der zeitbereinigten IEMGs während Bodenkontakt – Treatment Variation der Geschwindigkeiten (3, 4, 5, 6 m/s).

Beantwortung der Frage 1

Zur Beantwortung der in Kapitel 3.1 formulierten Frage 1 werden die Resultate der Geschwindigkeitsvariationen auf dem Laufband herangezogen. Neben den signifikanten Reduktionen der Bodenkontaktzeiten, verbunden mit geringen nichtsignifikanten Amplitudenvergrößerungen der Fuß- und Kniegelenke und einer zunächst geringfügig ansteigenden, bei weiterer Geschwindigkeitserhöhung wieder kleiner werdenden, Hüftgelenksamplitude in der exzentrischen Bewegungsphase, zeigen sich durchweg gleiche Anpassungen auch für die Winkelgeschwindigkeiten. Hingegen lassen sich signifikante Veränderungen für das Fuß- und Kniegelenk in der konzentrischen Bewegungsphase beobachten. Das Innervationsverhalten zeigt eine deutliche signifikante Zunahme in allen abgeleiteten Muskeln.

Beantwortung der Frage 1a

Insbesondere lassen sich unverhältnismäßig große Modulationsanteile an der Gesamtinnervation in der ischiocruralen Muskulatur feststellen. Somit muss der ischiocruralen Muskulatur eine große Bedeutung an der Geschwindigkeitsregulation beim Laufen zuerkannt werden.

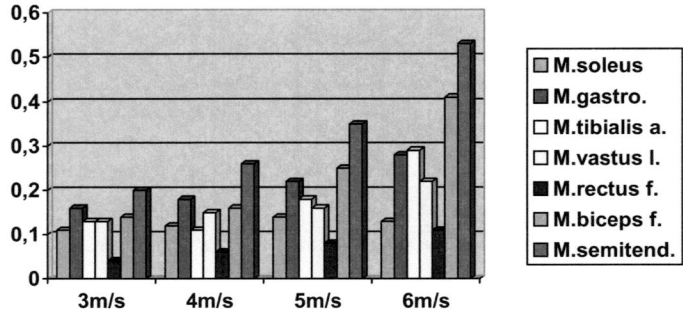

Abb. 5_U1a_7:   geschwindigkeitsbedingte Veränderungen der zeitbereinigten Voraktivität PRE – Treatment Variation der Geschwindigkeiten (3,4,5,6 m/s).

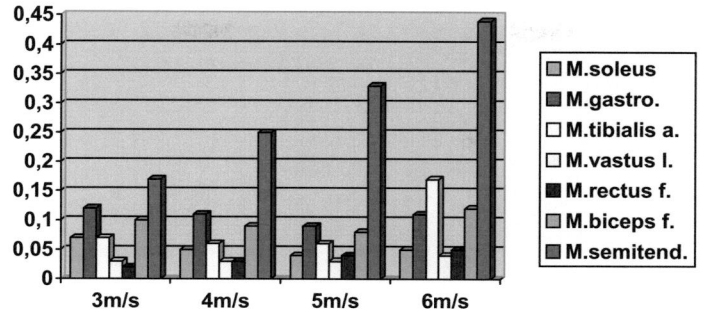

Abb. 5_U1a_8: geschwindigkeitsbedingte Veränderungen des zeitbereinigten IEMGs in der LER-Phase – Treatment Variation der Geschwindigkeiten (3, 4, 5, 6m/s).

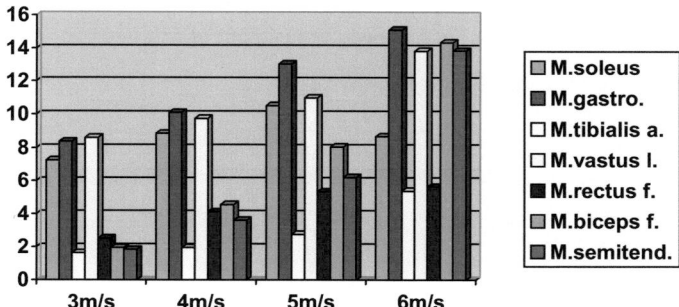

Abb. 5_U1a_9: geschwindigkeitsbedingte Veränderungen des IEMGs in der LAT-Phase – Treatment Variation der Geschwindigkeiten (3,4,5,6 m/s).

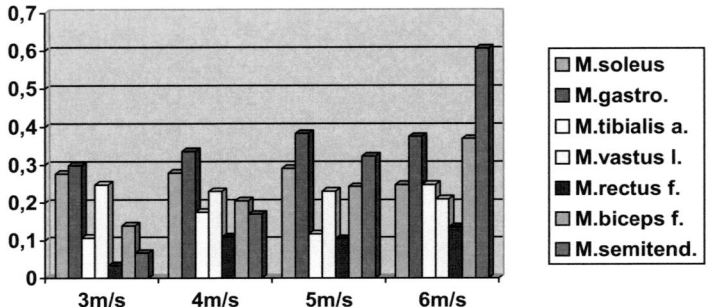

Abb. 5_U1a_10: geschwindigkeitsbedingte Veränderungen des zeitbereinigten IEMGs in der REF-Phase – Treatment Variation der Geschwindigkeiten (3,4,5,6 m/s).

5.1.2 Variation der Steigung (U1b)

5.1.2.1 Bewegungstechnik

Im Mittelpunkt dieser Untersuchung steht der Einfluss der Steigung auf das Innervationsverhalten der Beinmuskelgruppen, die an der Generierung der Laufgeschwindigkeit maßgeblich beteiligt sind.

In bisherigen Studien untersuchte man überwiegend die Veränderungen der Fußgelenksextensoren M. gastrocnemius und M. soleus bzw. M. vastus lateralis und M. vastus medialis, die ausschließlich kniestreckend wirksam sind.

Im Zusammenhang mit der Variation der Steigung, soll der Frage nachgegangen werden, inwieweit auch die i.M. von Innervationsveränderungen betroffen sind, wenn die Steigung zunimmt.

Veränderungen dieser Muskelgruppe mit zunehmender Steigung scheinen umso wahrscheinlicher, weil der Arbeitswinkel der ischiocruralen Muskulatur mit zunehmendem Steigungswinkel günstiger wird (STUTZ, 1991).

Ansätze hierfür können auch aus den Untersuchungen von WIEMANN (1992) interpretiert werden, der hohe Aktivitäten der betreffenden Muskelgruppe beim Treppenlaufen aufzeigen konnte. Da Läufe gegen eine Steigung (bergab und bergan) in der Trainingspraxis sehr häufig durchgeführt werden, um metabole Anpassungen und koordinativ ausgerichtete Ziele anzusteuern (Vermeidung von Geschwindigkeitsbarrieren), kann die Klärung des o.g. Sachverhalts einen wesentlichen Einfluss auf die gängige Trainingspraxis liefern.

Hierzu wurden 2 Geschwindigkeitsbereiche (3 und 4 m/sec.) bei 0 Grad (bzw. horizontaler Laufbandeinstellung) und 10 Grad Steigung vorgegeben.

Vergleicht man die Bodenkontaktzeiten zwischen den Bedingungen mit und ohne Steigung lässt sich nur eine leichte nichtsignifikante Reduktion der Stützzeiten unter dem Einfluss der Steigung von 10% bei 3m/s Laufbandgeschwindigkeit aufzeigen. Ebenfalls nichtsignifikante Unterschiede lassen sich bei 4m/s Laufbandgeschwindigkeit feststellen. Hierbei zeigt sich jedoch eine geringfügige Zunahme der Stützzeiten wenn gegen 10% Steigung auf dem Laufband gelaufen wird.

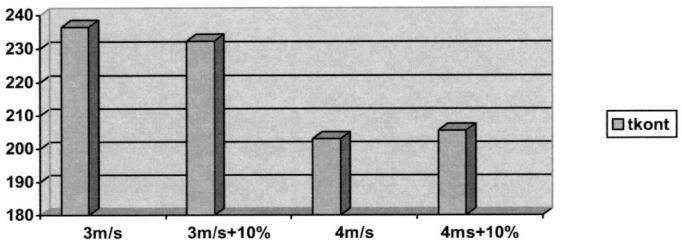

Abb. 5_U1b_2   Veränderungen der Bodenkontaktzeiten (3, 3+10%,4 , 4+10% m/s) unter dem Einfluss der Steigung von 10% bei zwei unterschiedlichen Geschwindigkeiten

Im direkten Vergleich der Laufbandbedingungen mit und ohne Steigung zeigen sich, bezüglich der Fuß-, Knie- und Hüftgelenkwinkelamplituden, in der exzentrischen Phase bei beiden Geschwindigkeiten (3m/s und 4m/s) deutlichere Unterschiede.

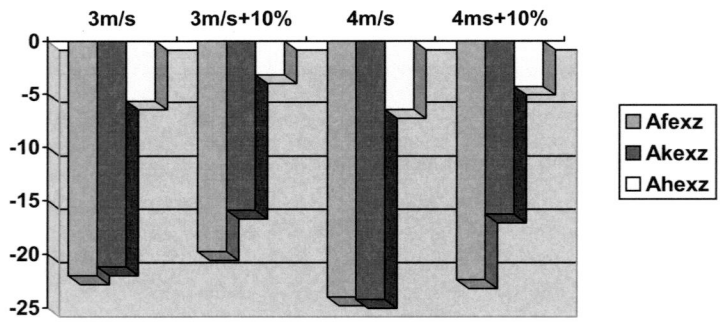

Abb. 5_U1b_3:   Veränderungen der Gelenkwinkelamplituden in der exzentrischen Phase während Bodenkontakt aufgrund unterschiedlicher Steigungen (0 +10%) beim Laufbandlaufen mit Geschwindigkeiten von 3m/s und 4m/s.

Diese treten durch eine steigungsbedingte Reduktion der Gelenkwinkelamplituden in Erscheinung. Statistische Signifikanz lässt sich jedoch nur beim Kniegelenk bei beiden Geschwindigkeiten berechnen. Die Reduktionen beim Fuß- und Hüftgelenk sind nichtsignifikant. Beachtenswert ist auch die Tatsache, dass die Zeiten, in denen sich die exzentrischen Fuß- und Kniegelenkwinkelamplituden verändern, sich signifikant verlängern. Auswirkungen Muss dies zwangsläufig auf die mittleren Winkelgeschwindigkeiten haben.

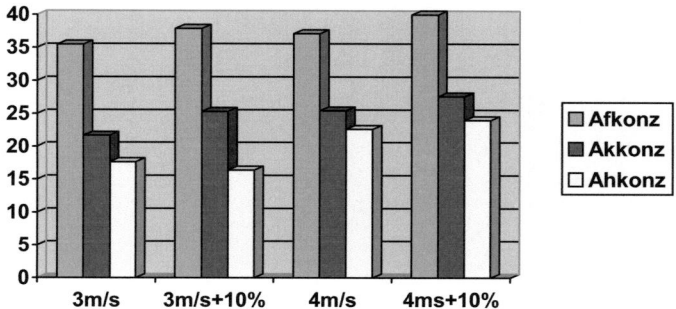

Abb. 5_U1b_4: Veränderungen der Gelenkwinkelamplituden in der konzentrischen Phase während Bodenkontakt aufgrund unterschiedlicher Steigungen (0 +10%) beim Laufbandlaufen mit Geschwindigkeit von 3m/s und 4m/s.

Vergleicht man den Steigungseinfluss von 10% auf die Gelenkwinkelamplituden in der konzentrischen Phase lassen sich bei 4m/s Laufbandgeschwindigkeit an allen Gelenkwinkeln Zunahmen registrieren, die am Kniegelenk signifikant sind.

Bei 3m/s können diese Zunahmen nur am Fuß-, und Kniegelenk festgestellt werden, wobei die Zunahmen der Fußgelenksamplitude signifikant in Erscheinung treten. Die Hüftgelenksveränderungen zeigen hingegen eine leichte nichtsignifikante Reduktion.

Im Vergleich der mittleren Winkelgeschwindigkeiten in der exzentrischen Phase können einheitlichere Tendenzen aufgezeigt werden. Sowohl im Fuß- als auch im Knie- und Hüftgelenk reduzieren sich unter dem Einfluss der Steigung die mittleren Winkelgeschwindigkeiten. Bei einer Laufbandgeschwindigkeit von 3m/s sind diese Reduktionen beim Fuß- und

Kniegelenk statistisch bedeutsam. In der Bedingung bei 4m/s ist die steigungsbedingte Reduktion der mittleren Winkelgeschwindigkeit nur am Kniegelenk signifikant.

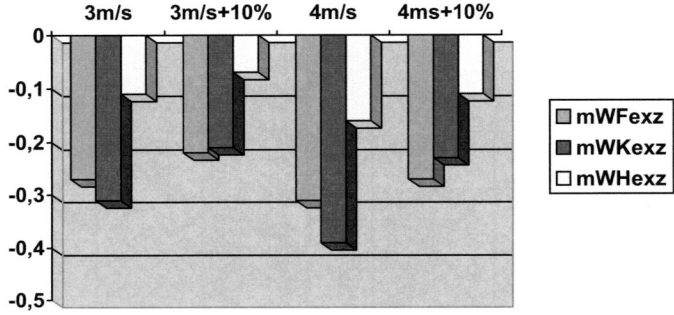

Abb. 5_U1b_5:   Veränderungen der mittleren Winkelgeschwindigkeiten (Grad/ms) in der exzentrischen Phase während Bodenkontakt bei unterschiedlichen Steigungen (0 +10%) beim Laufbandlaufen mit 3m/s und 4m/s Geschwindigkeit.

Während in der exzentrischen Phase noch deutliche steigungsbedingte Einflüsse auf die mittlere Winkelgeschwindigkeit feststellbar waren, zeigen sich nur geringfügige nichtsignifikante Zunahmen am Fuß- und Kniegelenk in der konzentrischen Phase. Gegensätzlich reguliert das Hüftgelenk mit einer nichtsignifikanten Reduktion der mittleren Winkelgeschwindigkeit in der konzentrischen Phase.

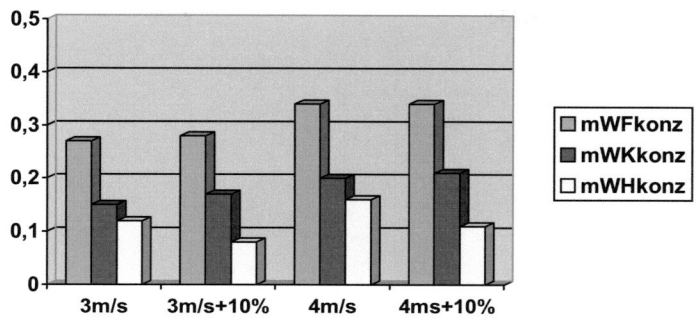

Abb. 5_U1b_6: Veränderungen der mittleren Winkelgeschwindigkeiten (Grad/ms) in der konzentrischen Phase während Bodenkontakt bei unterschiedlichen Steigungen (0 +10%) beim Laufbandlaufen mit 3m/s und 4m/s Geschwindigkeit.

5.1.2.2 Innervationsmuster

Die anschließende Abb. 5_U1b_1 soll beispielhaft die Veränderungen der Innervationsmuster und der Bewegungstechnik bei Läufen gegen 10% Steigung im Vergleich mit ebenerdigem Laufen darstellen. Die Anpassungen, die hier exemplarisch an einer Person dargestellt werden, finden sich an der Mehrzahl der untersuchten Probanden die an dieser Studie teilnahmen.

Ansatzweise kann die gleiche Anpassungsvariante, wie bei der Geschwindigkeitsvariation festgestellt werden.

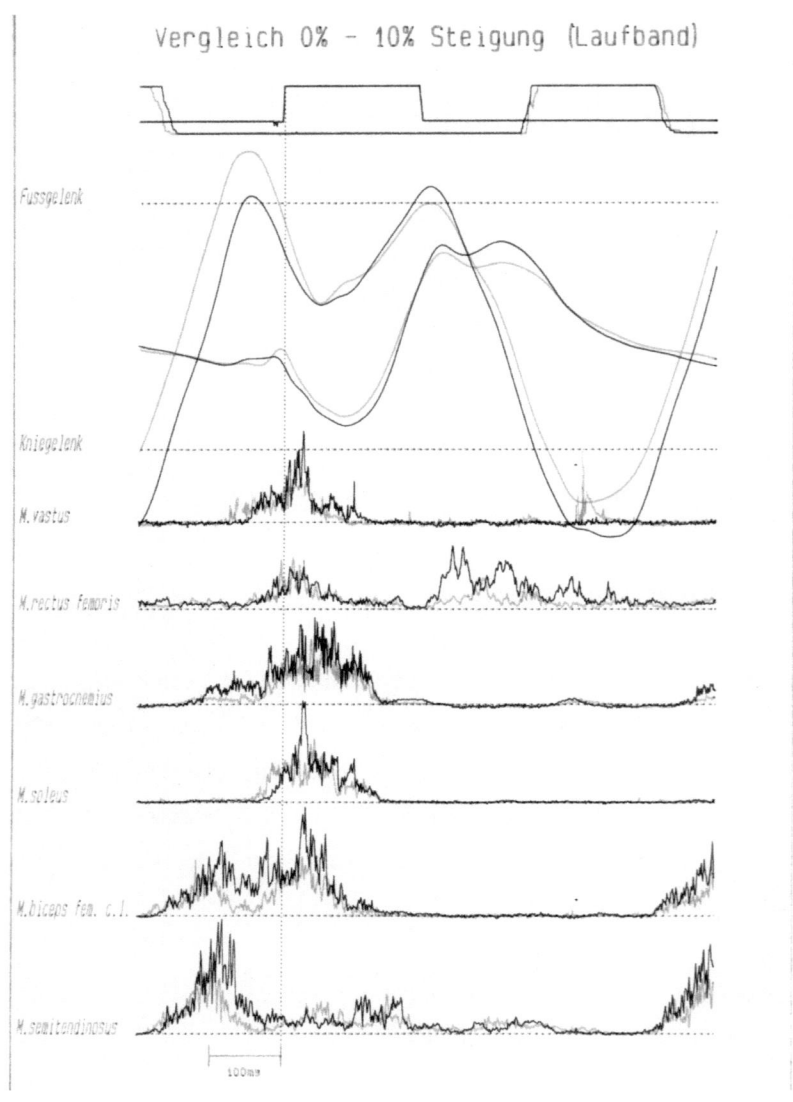

Abb. 5_U1b_1: Gegenüberstellung der Innervationsmuster leistungsrelevanter Beinmuskeln, sowie der Gelenkwinkelveränderungen bei 0% (grau) und 10% (schwarz) Steigung auf dem Laufband (v = 4 m/s).

In der Regulation des Gesamtsystems dominiert auch hier wieder die i.M, was an der deutlichen Zunahme der Gesamtaktivität vor und während der Bodenkontaktphase ersichtlich ist.

Auffällig ist auch hier wieder die starke Erhöhung der Voraktivität des M. gastrocnemius. Dies geht einher mit einer stärkeren Plantarflexion, zum Zeitpunkt des Auftreffens auf das Laufband. Durch den günstigeren Arbeitswinkel des o. g. Muskels, als auch durch die erhöhte Voraktivität, die ein steiferes Muskel-Sehnen-System bewirkt, wird die externe Belastungsänderung kompensiert.

Neben den geringen, rein mechanischen Veränderungen die sich aufgrund der unterschiedlichen Steigungen einstellten, ist davon auszugehen, dass die neuronalen Grundlagen für diese Veränderungen auch nur geringfügige Anpassungen zeigen. Zur übersichtlicheren Darstellung veranschaulicht die nachfolgende Grafik die neuronalen Anpassungen bei einer Laufbandgeschwindigkeit von 3m/s, wenn gegen eine 10% Steigung gelaufen werden muss. Hierzu wurden das IEMG und das zeitbereinigte IEMG der abgeleiteten Muskelgruppen während Bodenkontakt berechnet.

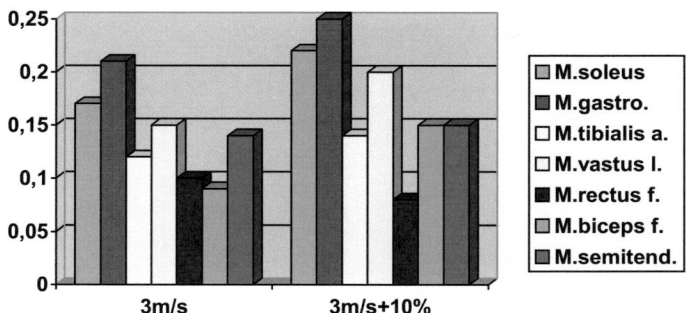

Abb. 5_U1b_7: Veränderungen der zeitbereinigten IEMGs während Bodenkontakt aufgrund unterschiedlicher Steigungen beim Laufbandlaufen.

Die zeitbereinigten Parameter zeigen bis auf den m. rectus femoris eine höhere nichtsignifikante Innervation bei fast allen registrierten Muskeln. Zum Zeitpunkt des Bodenkontakts wird eine steigungsbedingte Anpassung im wesentlichen von m. soleus, m. gastrocnemius, m. vastus und m. biceps femoris durch einen höheren, wahrscheinlich von zentral bedingten Einstrom vorgenommen, da die mittleren Gelenkwinkelgeschwindigkeiten in der exzentrischen Phase eher steigungsbedingt abnehmen.

Prüft man den Treatmenteinfluss der unterschiedlichen Steigungen bei einer Laufbandgeschwindigkeit von 4m/s, zeigen sich leicht geänderte Anpassungen. Während der m. soleus, m. vastus lateralis und der m. biceps femoris c. l. noch mit einer Zunahme der zeitbereinigten IEMGs regulieren, reduzieren alle anderen erfassten Muskelgruppen ihr zeitbereinigtes IEMG. Infolge der Zunahme der Innervation von m. soleus, m. vastus und m. biceps f. c. l. während Bodenkontakt, kann für das Fuß-, Knie- und Hüftgelenk nur je ein Repräsentant ausfindig gemacht werden, der mit einer Innervationserhöhung via ZNS, auf eine Steigung von 10%, bei einer Laufbandgeschwindigkeit von 4m/s, adaptiert.

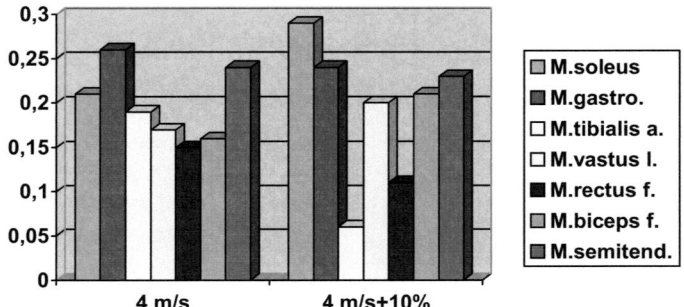

Abb. 5_U1b_8: Veränderungen der zeitbereinigten IEMGs während Bodenkontakt aufgrund unterschiedlicher Steigungen (4m/s und 4m/s+10%) beim Laufbandlaufen mit gleicher Geschwindigkeit.

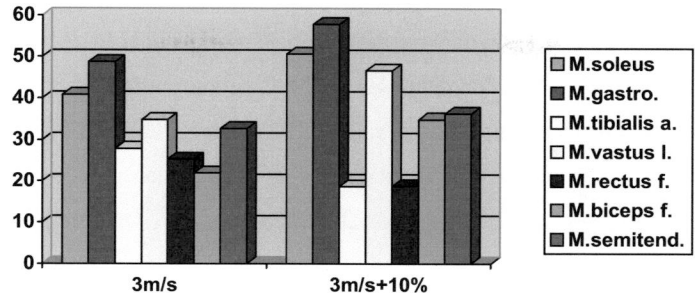

Abb. 5_U1b_9: Veränderungen der IEMGs während Bodenkontakt aufgrund unterschiedlicher Steigungen (3m/s und 3m/s+10%) beim Laufbandlaufen mit gleicher Geschwindigkeit.

Als Anpassung an die Steigung von 10%, zeigen die IEMGs von m. tibialis und m. rectus femoris während Bodenkontakt bei 3m/s Laufbandgeschwindigkeit eine Reduktion, wo hingegen die anderen Muskeln eine Zunahme der Innervation aufweisen. Die angegeben Anpassungen sind alle nichtsignifikant.

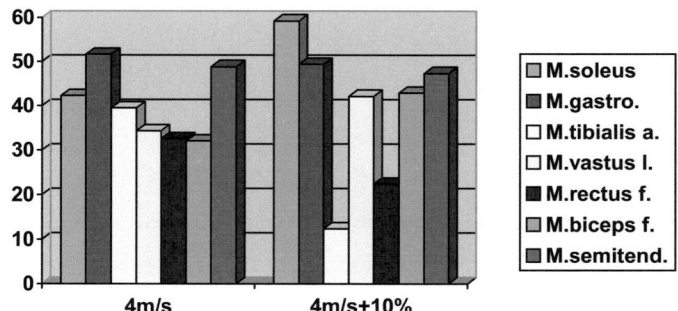

Abb. 5_U1b_10: Veränderungen der IEMGs während Bodenkontakt aufgrund unterschiedlicher Steigungen beim Laufbandlaufen mit gleicher Geschwindigkeit (4m/s und 4m/s+10%).

Auch bei einer Laufbandgeschwindigkeit von 4m/s zeigen die IEMGs während Bodenkontakt ausschließlich nichtsignifikante Veränderungen, die beim m. soleus mit einer Zunahme der Innervation am deutlichsten in Erscheinung treten. Eine Zunahme des IEMGs lässt sich auch für den m. vastus lateralis und für den m. biceps femoris c. l. feststellen. Ähnlich dem Regulationsverhalten bei Steigungsmodifikation um 10% bei der Bedingung 3m/s, zeigen sich auch hier Reduktionen der Musculi tibialis, rectus und semitendinosus.

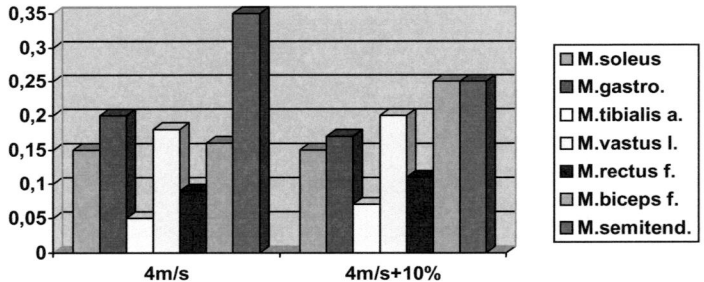

Abb. 5_U1b_12: Steigungsbedingte Veränderungen der zeitbereinigten IEMGs der funktionellen Zeitphase PRE bei 4m/s.

Während bisher die Gesamtaktivitäten verschiedener Muskelgruppen während Bodenkontakt untersucht und dargestellt wurden, sollen im Folgenden die steigungsbedingten Veränderungen der funktionellen Zeitphasen dargestellt werden. Wenn auch die Gesamtaktivität während Bodenkontakt nur mäßige nichtsignifikante Veränderungen zeigte, kann durch eine Verschiebung der neuronalen Aktivitäten innerhalb der funktionellen Zeitphasen ein unterschiedlicher biomechanischer Output generiert werden.

Eine zentrale Bedeutung innerhalb der funktionellen Zeitphasen ist der Voraktivität (PRE) zuzuschreiben. Da die Variabilität und die

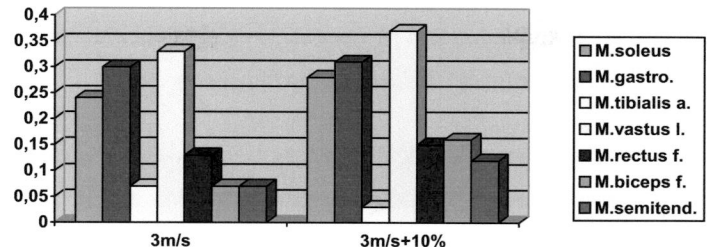

Abb. 5_U1b_13: Steigungsbedingte Veränderungen der zeitbereinigten IEMGs der funktionellen LAT bei 3m/s.

Standardabweichungen der IEMGs als auch der zeitbereinigten IEMGs in der PRE-Phase innerhalb der Probandengruppe sehr groß, weisen die geringfügigen Unterschiede in den Bedingungen mit und ohne 10%ige Steigung bei 3m/s und 4m/s keine statistische Signifikanz auf. Bis auf die Musculi tibialis a. und biceps femoris c. l., die eine Zunahme der Innervation in der Bedingung mit Steigung bei 3m/s zeigen (bei der Bedingung 4m/s wird der neuronale Einstrom zusätzlich beim m. vastus lat. erhöht), reduziert das Nervensystem die Aktivität der anderen Muskeln.

Die Dominanz des zentralen Einstroms im m. semitendinosus in der Phase vor Bodenkontakt während 4m/s Laufbandgeschwindigkeit reduziert sich bei 10% Steigungszunahme ganz erheblich, während der synergistisch wirkende m. biceps femoris c. l. seine Aktivität bei beiden Geschwindigkeiten erhöht.

Vergleicht man die nachfolgende funktionelle Zeitphase LAT fällt auf, dass die Plantarflexoren weiterhin ihr hohes Aktivierungsniveau aus der Pre-Phase beibehalten, während hingegen die Hüftextensorenmuskeln m. semitendinosus und m. biceps femoris c. l. im Vergleich zur Pre-Phase, eine deutlich geringere Aktivität aufweisen. Dies spricht generell nicht für eine Beteiligung der ischiocruralen Muskulatur an einem vorwärtsgerichteten Impuls, sofern dieser beim Laufbandlaufen notwendig ist.

Die geringen Veränderungen die sich unter dem Einfluss der 10% Steigung zeigen sind für beide Laufgeschwindigkeiten nicht signifikant.

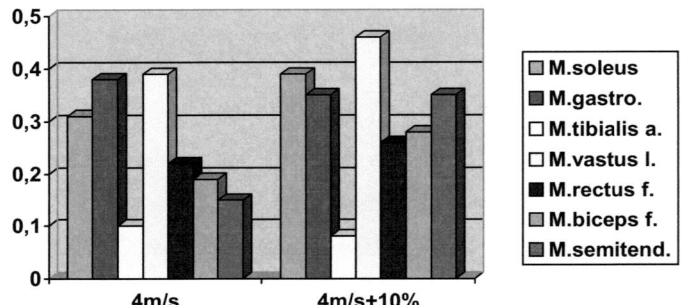

Abb. 5_U1b_14: Steigungsbedingte Veränderungen des zeitbereinigten IEMGs in der funktionellen Zeitphase LAT bei 4m/s Laufbandgeschwindigkeit.

Kumuliert man die bisherigen Resultate der PRE-Phase und der LAT-Phase mit den Aktivitätssteigerungen während der REF-Phase lässt sich ein leichter Trend zur Erhöhung des zentralen Einstroms der Plantarflexoren und der Kniegelenksextensoren in der frühen Bewegungsphase feststellen. Dies kann mit den signifikanten Ergebnissen der reduzierten mittleren Fuß- und Kniegelenkwinkelgeschwindigkeit in der exzentrischen Phase sehr gut mit einer Erhöhung der muscle stiffness interpretiert werden.

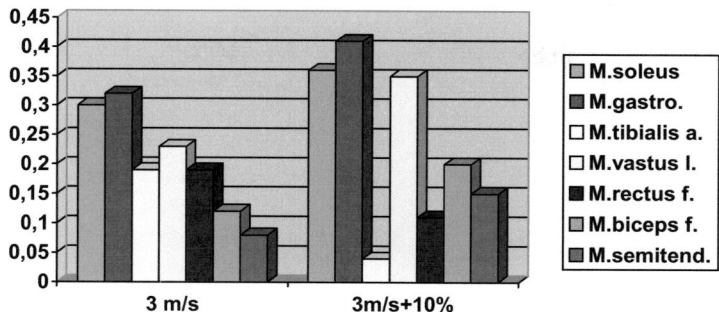

Abb. 5_U1b_15: Steigungsbedingte Veränderungen des zeitbereinigten IEMGs in der funktionellen Zeitphase REF bei 3m/s Laufbandgeschwindigkeit.

Auch die Anpassungen an die 10% Steigung bei 4m/s weisen in die gleiche Richtung. Musculi soleus, gastrocnemius, vastus und semitendinosus steigern ihre neuronale Aktivität in der REF-Phase. Hierbei reguliert die ischiocrurale Muskulatur zwar gleichsinnig mit einer Zunahme, die synergistisch wirkenden medialen und lateralen Anteile zeigen jedoch eine unterschiedlich starke Ausprägung dieser Aktivitätszunahme.

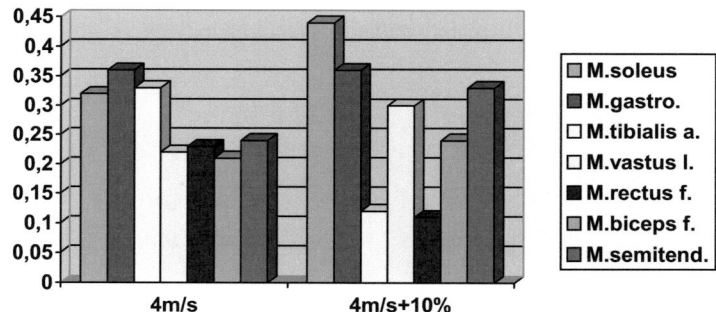

Abb. 5_U1b_16: Steigungsbedingte Veränderungen des zeitbereinigten IEMGs in der funktionellen Zeitphase REF bei 4m/s Laufbandgeschwindigkeit.

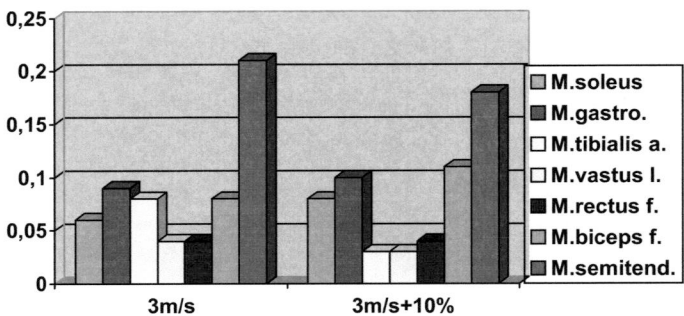

Abb. 5_U1b_17: Steigungsbedingte Veränderungen des zeitbereinigten IEMGs in der funktionellen Zeitphase LER bei 3m/s Laufbandgeschwindigkeit.

In der späten EMG-Antwort (LER-Phase) zeigt sich generell ein deutlicher Rückgang der Innervation verglichen mit den anderen funktionellen Zeitphasen. Dies Ausbleiben hoher Innervation in der überwiegend konzentrischen Phase, unterstützt die Theorie der Speicherung elastischer Energie in der exzentrischen Bewegungsphase, die in der konzentrischen Phase nutzbar gemacht wird.

Der Einfluss der 10%igen Steigung auf das Innervationsverhalten bei beiden Laufgeschwindigkeiten (3m/s, 4m/s) ist in der LER-Phase für alle abgeleiteten Muskeln nur gering und statistisch nicht bedeutsam.

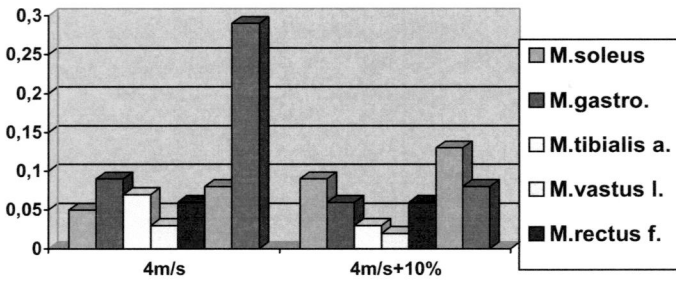

Abb. 5_U1b_18: Steigungsbedingte Veränderungen des zeitbereinigten IEMGs in der funktionellen Zeitphase LER bei 4m/s Laufbandgeschwindigkeit.

Beantwortung der Frage 2:
Signifikante Veränderungen aufgrund einer 10%igen Steigung zeigen sich in einer Reduktion der Gelenkwinkelamplituden in der exzentrischen als auch in der konzentrischen Bewegungsphase nur am Kniegelenk. Da die Zeiten für die exzentrische Phase am Fuß- und Kniegelenk zusätzlich signifikant verlängert sind, kann eine Reduktion der mittleren Winkelgeschwindigkeiten erwartet werden. Dies kann bei 4m/s für das Kniegelenk festgestellt werden. Das Innervationsverhalten zeigt ein uneinheitliches Anpassungsbild: Zunahmen der Fuß- und Knieextensoren, überwiegend in den frühen Innervationsphasen verbunden mit nur leichten Erhöhungen in der stärker proximal gelegenen i.M.

Beantwortung der Frage 2a:
Die Anpassungen im Innervationsverhalten der abgeleiteten Muskeln auf Steigungen von 10%, treten in den mehr distal gelegenen Muskeln dominanter in Erscheinung.

Hypothese 1:

Hypothese 1 Muss in der allgemeinen Form verworfen werden, da sie nur Gültigkeit für die Geschwindigkeitsregulation hat.

5.2 Ermüdungsbedingte Einflüsse

5.2.1 Ermüdungserscheinungen beim Laufbandlaufen (U2)

Zur Vermeidung geschwindigkeitsabhängiger Veränderungen im EMG und in anderen kinematischen Parametern wurde ein kontrolliertes Ermüdungstreatment von 6m/s bis zur Erschöpfung auf einem Laufband (Woodway) gesetzt. An der Untersuchung nahmen 12 Sportstudenten teil, die mit den besonderen Bedingungen des Laufbandlaufens vertraut waren. Die anthropometrischen Daten der Versuchspersonen sind in Tab. 5_U2_1 zusammengefasst.

Tab.: 5_U2_1 Anthropometrische Daten der Versuchspersonen der Untersuchung U2 – Ermüdungserscheinungen beim Laufbandlaufen.

	Mittelwert	Std.
Alter	27,3	2,7
Größe	181,7	6,8
Gewicht	76,0	6,0

5.2.1.1 Bewegungstechnik

5.2.1.1.1 Bodenkontaktzeiten

Die Veränderungen in den Bodenkontaktzeiten, die sich bei eintretender Ermüdung zeigen, können Aufschluss darüber geben, wie lange und in welchem Ausmaß der Organismus in der Lage ist, die geforderte Bewegungsgeschwindigkeit muskelmechanisch zu kompensieren. Verlängerungen der Kontaktzeiten weisen bei konstanter Laufgeschwindigkeit auf ein verändertes Innervationsprogramm hin, da die gleiche, von außen vorgegebene Leistung (Geschwindigkeit), in einem anderen zeitlichen Rahmen generiert werden muss. Konkret würde das eine Mehraktivität für die gleiche Leistung bedeuten und zwangsläufig zu einem höheren Energieaufwand führen.

Verkürzungen der Kontaktzeiten deuten auf ein ökonomischeres Innervieren der Muskulatur hin, da die gleiche äußere Arbeit mit einem größeren Anteil an gespeicherter elastischer Energie, bewältigt werden kann. Generell gesehen folgt die Verkürzung der Bodenkontaktzeiten einem Optimaltrend.

Die Ergebnisse der ausgewerteten Probanden zeigen im Gruppenmittel keinen einheitlichen Trend zur Reduktion bzw. Verlängerung der Kontaktzeiten. Dies hängt offensichtlich mit den besonderen Bedingungen auf dem Laufband zusammen. Für einen Nachweis von unterschiedlichen Regulationstypen, müssen zusätzlich Einzelbetrachtungen durchgeführt und die Veränderungen im Innervationsmuster hinzugezogen werden.

Die geringen Variationen der Kontaktzeiten im Anfang-Ende-Vergleich weisen darauf hin, dass dem Läufer auf dem Laufband ein festes

Bewegungsprogramm abverlangt wird, das zeitlich offensichtlich keinerlei Modulationen zulässt. Eine starke zeitliche Veränderung des Bewegungsprogramms innerhalb der Bodenkontaktphasen, kann somit für das Laufbandlaufen, nach den vorliegenden Daten für die Gesamtgruppe, nicht festgestellt werden.

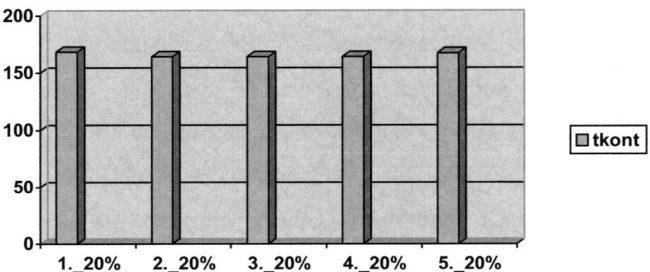

Abb. 5_U2_1: Ermüdungsbedingte Veränderungen der Bodenkontaktzeiten bei ermüdenden Läufen auf dem Laufband von 6m/s bis zur Erschöpfung (mittlere Stützzeiten in 20% Schritten).

5.2.1.1.2 Flugzeiten

Für die Flugzeiten zeigen sich vergleichbare Veränderungen, wie für die Bodenkontaktzeiten. Drei von 12 ausgewerteten Probanden weisen eine Zunahme auf; vier zeigen eine Abnahme der Flugzeiten und 5 Probanden halten ihre Flugzeiten nahezu konstant. Ein Gruppentrend oder eine generelle Anpassung bei ermüdenden Läufen auf dem Laufband lässt sich somit nicht feststellen.

5.2.1.1.3 Schrittfrequenzen

Auch für die Schrittfrequenz kann bisher kein eindeutiges Ergebnis aufgezeigt werden. Einige Probanden regulieren mit einer Zunahme der Bewegungsfrequenz, andere wiederum behalten ihre Frequenz bei.

Die vorliegenden Ergebnisse können auf dem bisherigen Erkenntnisstand nur darauf hindeuten, dass es bei ermüdenden Läufen auf dem Laufband, mit einer vorgegebenen Geschwindigkeit von 6 m/sec., zu interindividuell unterschiedlichen Anpassungsvarianten in den Kennwerten der Bewegungstechnik (Kontaktzeit / Flugzeit / Schrittfrequenz) kommt.

Eine singuläre Anpassungsrichtung auf Ermüdung scheint aber unter den Laufbandbedingungen nicht zu existieren. Dies würde am ehesten mit den Ergebnissen von FRICK (1993) übereinstimmen, der mehrere Anpassungsvarianten an eintretende Ermüdung bei submaximalen und maximalen Sprüngen im DVZ nachweisen konnte.

5.2.1.1.4 Gelenkwinkelveränderungen

Die Veränderungen der Fuß-, Knie- und Hüftgelenke zeigen in der exzentrischen Phase einen deutlichen Trend zur Zunahme und in der konzentrischen Phase des Bodenkontakts eine nichtsignifikante Abnahme der Winkelgeschwindigkeiten.

Die Veränderungen in den Amplituden sind gelenkspezifisch zu betrachten. Für das Fußgelenk sind nahezu gleichbleibende Amplituden in der exzentrischen Bewegungsphase festzustellen. Zunächst wird die Amplitude leicht reduziert, um anschließend wieder auf den Ausgangswert zurückzukehren.

Dieser kubische Verlauf ist durch ein gestreckteres Fußgelenk zu Beginn des Bodenkontaktes bei nahezu gleichbleibenden Winkeln in der Umkehrphase bedingt. Die Gelenkwinkel des Fußes in der konzentrischen Phase nehmen hingegen sukzessive zu. Die Veränderungen sind jedoch nicht signifikant.

Bei fast allen Probanden kann am Ende des Laufes, ein deutlich gebeugterer Kniegelenkswinkel zu Beginn der Stützphase festgestellt werden. Bei nahezu identischem Umkehrpunkt der Bewegung führt dies zu kleineren Kniegelenksamplituden in der exzentrischen Phase. Für die sich anschließende konzentrische Phase kann nur ein leichter nichtsignifikanter Trend zur Vergrößerung der Gelenkwinkelamplitude registriert werden.

Die Anpassungen des Hüftgelenks auf Ermüdung, erfolgt in der exzentrischen Phase durch eine leichte Reduktion der Amplitude, die in der nachfolgenden konzentrischen Phase nahezu konstant bleibt. Im Gruppenmittel sind die Veränderungen der Gelenkwinkelamplituden alle nichtsignifikant, weisen jedoch auf interindividuelle unterschiedliche Anpassungen hin. Die exzentrisch gerichteten Bewegungen des Hüftgelenks zu Beginn des Bodenkontakts, stehen im Widerspruch zu den Aussagen von WITT (1992), die filmanalytisch eine rein konzentrische Wirkung des Hüftwinkels während Bodenkontakt postuliert.

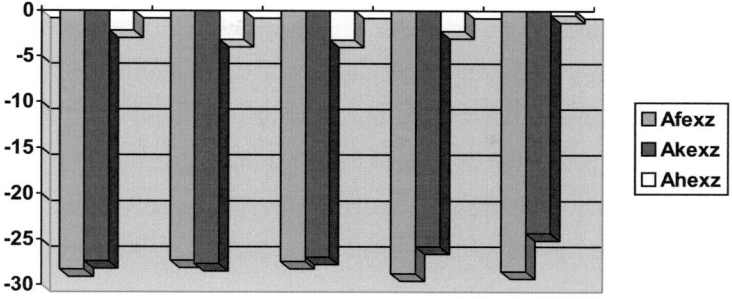

Abb.: 5_U2_2   Ermüdungsbedingte Veränderungen der Gelenkwinkelamplituden von Fuß-, Knie-, & Hüftgelenk in der exzentrischen Phase beim Laufbandlaufen mit einer Geschwindigkeit von 6m/s.

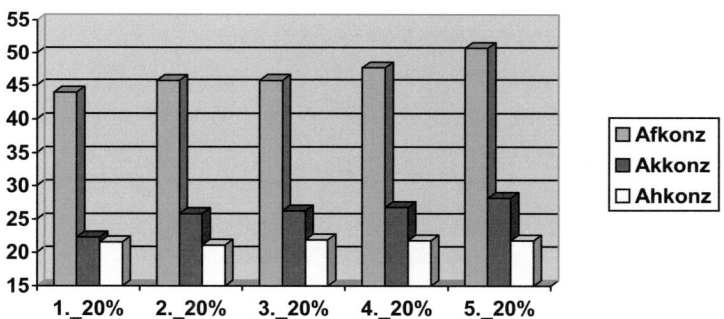

Abb.: 5_U2_3   Ermüdungsbedingte Veränderungen der Gelenkwinkelamplituden von Fuß-, Knie-, & Hüftgelenk in der konzentrischen Phase beim Laufbandlaufen mit einer Geschwindigkeit von 6m/s.

Die mittleren Gelenkwinkelgeschwindigkeiten zeigen im Gruppenmittel sowohl in der exzentrischen als auch in der konzentrischen Phase keine signifikanten Resultate einer einheitlichen Anpassung auf Ermüdung. Festzustellen bleibt eine leichte kontinuierliche Zunahme der mittleren Winkelgeschwindigkeiten des Kniegelenks in der konzentrischen Phase unter Beibehaltung der Bedingungen am Hüftgelenk. Das Fußgelenk steigert bis kurz vor Ende der Ermüdungstreatments die mittlere

Winkelgeschwindigkeit in der konzentrischen Phase um diese in den letzten 20% wieder leicht zu reduzieren. Die ermüdungsbedingte Anpassungen zum Erhalt der Laufgeschwindigkeit von 6m/s auf dem Laufband, zeigen sich am Fuß- und Kniegelenk in der Form, dass versucht wird durch eine Zunahme der mittleren Winkelgeschwindigkeiten in der konzentrischen Phase, der eintretenden Ermüdung zu wiederstehen. Dies scheint zum späten Zeitraum (letzten 20%) am Fußgelenk nicht mehr zu gelingen. Das Kniegelenk korrigiert dies in dieser Phase noch durch einen weiteren Anstieg dieser Kenngröße.

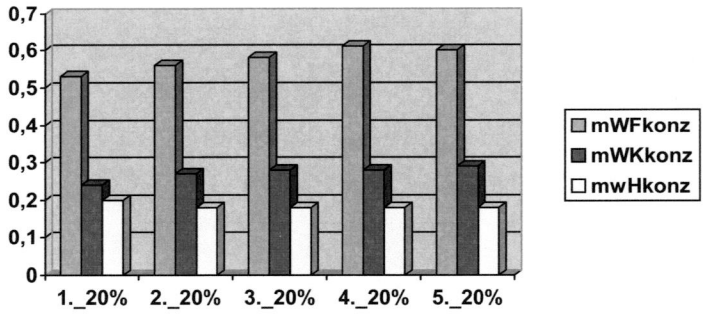

Abb. 5_U2_4: Ermüdungsbedingte Veränderungen der mittleren Gelenkwinkel-Geschwindigkeiten (Grad /ms) von Fuß-, Knie-, & Hüftgelenk in der konzentrischen Phase.

In der exzentrischen Phase zeigen sich an den Gelenken der unteren Extremitäten unterschiedliche Veränderungen der mittleren Winkel-Geschwindigkeiten im Verlauf der Ermüdung. Während am Fußgelenk die Kenngröße zunächst reduziert, dann wieder nahezu auf den Ausgangswert erhöht wird, zeigt das Kniegelenk zunächst eine Reduktion der mittleren Winkelgeschwindigkeit mit anschließender Stagnation für den überwiegenden Teil des Ermüdungstreatments.

Im letzten Abschnitt (siehe Grafik unten) wird die Kenngröße wiederum reduziert. Dies zeigt wiederum ein Kompensieren der Kniemuskulatur, die verlorene Stiffness der Wadenmuskulatur (höhere Winkelgeschwindigkeit in der exzentrischen Phase zum Ende des Ermüdungstreatments – weicheres tendomuskuläres System) durch "härtere Einstellung" der Oberschenkelmuskulatur und damit verbesserter Bedingungen zur Speicherung elastischer Energie auszugleichen.

Am Hüftgelenk lassen sich zunächst Zunahmen der mittleren Winkelgeschwindigkeiten in der exzentrischen Phase feststellen, die im weiteren Verlauf der einsetzenden Ermüdung sogar unter das Ausgangsniveau wieder reduziert werden.

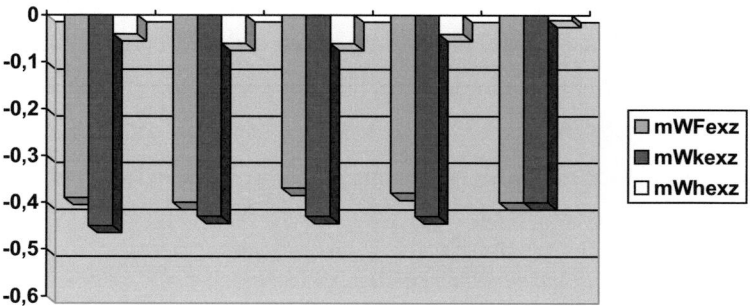

Abb.5_U2_5: Ermüdungsbedingte Veränderungen der mittleren Gelenkwinkel-Geschwindigkeiten von Fuß-, Knie-, & Hüftgelenk in der exzentrischen Phase.

5.2.1.2 Innervationsmuster

Zur Charakterisierung des Innervationsverhaltens der abgeleiteten Muskeln wurde das Roh-EMG über 20%-Schritte des Ermüdungstreatments gleichgerichtet und nach dem Average-Verfahren (ISEK-Standard) über mehrere Laufschritte gemittelt. Als Triggersignal diente die erste steile Flanke des Rechtecksignals, welches beim Auftreffen der spannungsversorgten Spikes auf das mit Kochsalzlösung angefeuchtete Laufband entstand. Anschließend quantifizierte man die Integrale der EMG-Zeit-Kurven während Bodenkontakt bzw. in den funktionellen Zeitphasen.

Generell lässt sich für nahezu alle Muskelgruppen eine Zunahme des IEMGs mit zunehmender Ermüdung aufzeigen. Lediglich beim m. rectus femoris lässt sich gegen Ende des Ermüdungstreatments (5._20%) innerhalb der Bodenkontaktphase eine leichte Reduktion des IEMGs feststellen. Die augenscheinlichsten Zuwächse im IEMG weisen die ischiocruralen Muskeln m. biceps femoris c. l. und m. semitendinosus auf. Dies spricht für einen hohen Anteil dieser Muskelgruppe an der neuronalen Ermüdungsregulation beim Laufbandlaufen.

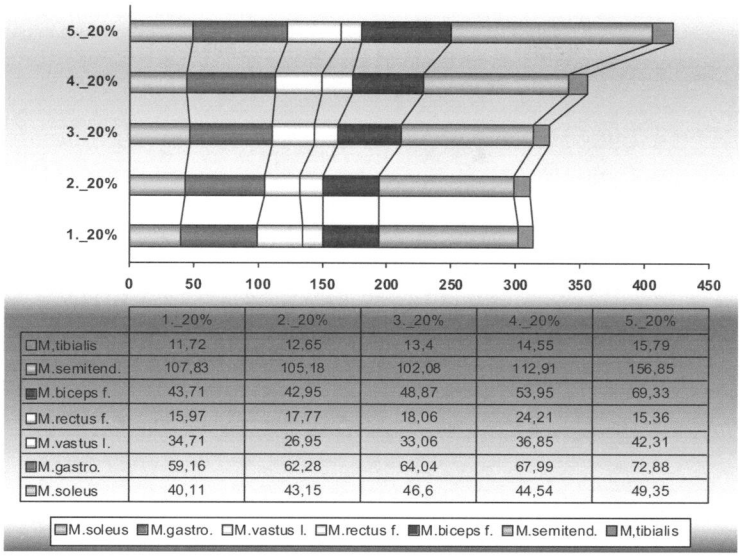

Abb.5_U2_6: Ermüdungsbedingte Veränderungen der IEMGs abgeleiteter Muskelgruppen während Bodenkontakt – Treatment 6m/s auf dem Laufband bis zur Erschöpfung.

Da die Zunahme der neuronalen Aktivitäten im IEMG auch durch eine Veränderung der Bodenkontaktzeiten bedingt sein können, wurden zur Analyse des neuronalen Einstroms via ZNS die IEMGs um die Kontaktzeiten bereinigt. Die damit erhaltenen zeitbereinigten IEMGs können Aufschluss geben, ob von Zentral her ein höherer Innervationseinstrom vorliegt.

Bedingt durch die geringen Veränderungen der Bodenkontaktzeiten wiederspiegeln die zeitbereinigten IEMG für die Phase des Bodenkontakts nahezu die gleichen Anpassungen auf Ermüdung wieder, wie sie durch die Parameter der IEMGs aufgezeigt werden konnten.

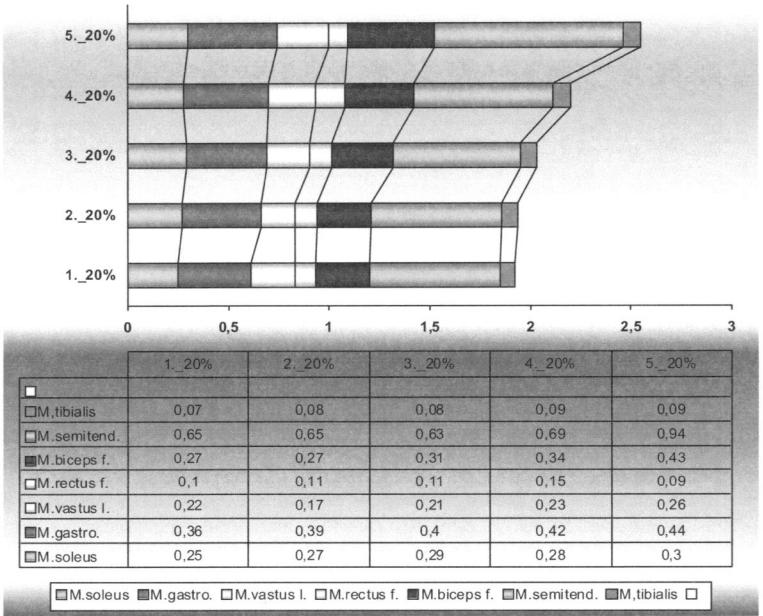

Abb.:5_U2_7   Ermüdungsbedingte Veränderungen der zeitbereinigten IEMGs abgeleiteter Muskelgruppen während Bodenkontakt – Treatment 6m/s auf dem Laufband bis zur Erschöpfung.

Sehr auffällig ist die Zunahme des zeitbereinigten IEMGs von m. semitendinosus im letzten 20%-Schritt der Ermüdung. Dies konnte schon durch das IEMG nachgewiesen werden. Überproportional hoch ist auch die Zunahme des neuronalen Einstroms im m. biceps femoris c. l. Die neuronale Versorgung der proximal gelegenen ischiocruralen Muskulatur steigt bei eintretender Ermüdung stärker an, als die weiter distal gelegenen Muskelgruppen.

Die Plantarflexoren, m. soleus und m. gastrocnemius, als auch der Knieextensor m. vastus lat. regulieren auf Ermüdung durch eine nahezu gleichmäßige Erhöhung des zeitbereinigten IEMGs. Lediglich der zweigelenkige

m. rectus fem. zeigt zunächst eine Zunahme des zeitbereinigten IEMGs bis zum 4. 20 % Schritt, um im letzten Abschnitt unter den Ausgangswert zu sinken. Infolgedessen scheint der m. rectus fem. in der Anpassung auf ermüdende Läufe auf dem Laufband zumindest in der Bodenkontaktphase eine untergeordnete Rolle zu spielen. Der m. tibialis anterior weist eine mäßige, aber kontinuierliche, Zunahme des zeitbereinigten IEMGs von 0,07mV/ms auf 0,09mV/ms auf. Die funktionelle Bedeutung für die Stützphase generell, als auch unter ermüdenden Bedingungen, erscheint somit sehr gering.

Überträgt man die funktionelle Einteilung der Innervationsmuster von GOLLHOFER (1987a) bzw. FRICK (1993) auf die abgeleiteten Muskelgruppen ist zunächst die Voraktivität PRE darzustellen. Im Zuge der eintretenden Ermüdung zeigen sich im IEMG der PRE-Phase überproportional deutliche Zunahmen in der ischiocruralen Muskulatur

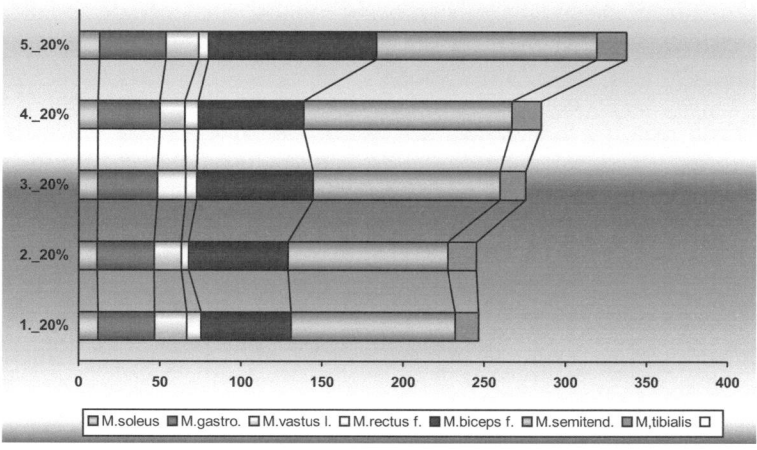

Abb.:5_U2_8   Ermüdungsbedingte Veränderungen der zeitbereinigten IEMGs abgeleiteter Muskelgruppen in der funktionellen Phase PRE – Treatment 6m/s auf dem Laufband bis zur Erschöpfung.

(m. biceps fem. c. l. und m. semitendinosus) während die anderen Muskeln nur geringfügige Anpassungen zeigen. Dass dies nicht durch eine mögliche zeitliche Ausdehnung der PRE-Phase bedingt ist, kann durch das zeitbereinigte IEMG nachgewiesen werden.

Aus der nachfolgenden grafischen Übersicht (Abb.5_U2_9) ist deutlich zu erkennen, dass die hintere Oberschenkelmuskulatur in dieser Bewegungsphase einen deutlich höheren neuronale Input hat.
Neben der Hüftmuskulatur zeigen die Musculi gastrocnemius, vastus lat. und tibialis anterior eine kontinuierliche Zunahme des zeitbereinigten IEMGs.
Entgegen dieser kontinuierlichen Regulation reduziert sich zunächst das zIEMG am m. soleus um gegen Ende wieder anzusteigen. Invers dazu verhält sich der m. rectus fem. der zunächst sein zIEMG reduziert, um es anschließend zu erhöhen.

Gegen Ende des Treatments wird das zIEMG sogar unter den Ausgangswert gesenkt. Generell kann für die Muskeln aller Gelenke jedoch eine nichtsignifikante Erhöhung des zIEMG in der PRE-Phase aufgezeigt werden, wenn man die Summe aus den zIEMG für synergistisch wirkende Muskeln eines Gelenkes berechnet.

In der nachgeschalteten LAT-Phase kann eine Erhöhung des IEMGs in allen Muskelgruppen festgestellt werden. Bis auf den m. rectus femoris, der in der letzten Phase der Ermüdung eine leichte Reduktion aufweist, verlaufen die Zunahmen nahezu kontinuierlich.
Die in der PRE-Phase schon deutlich gewordene Dominanz der ischiocruralen Muskulatur in der Ermüdungsregulation setzt sich in der L-Phase fort.

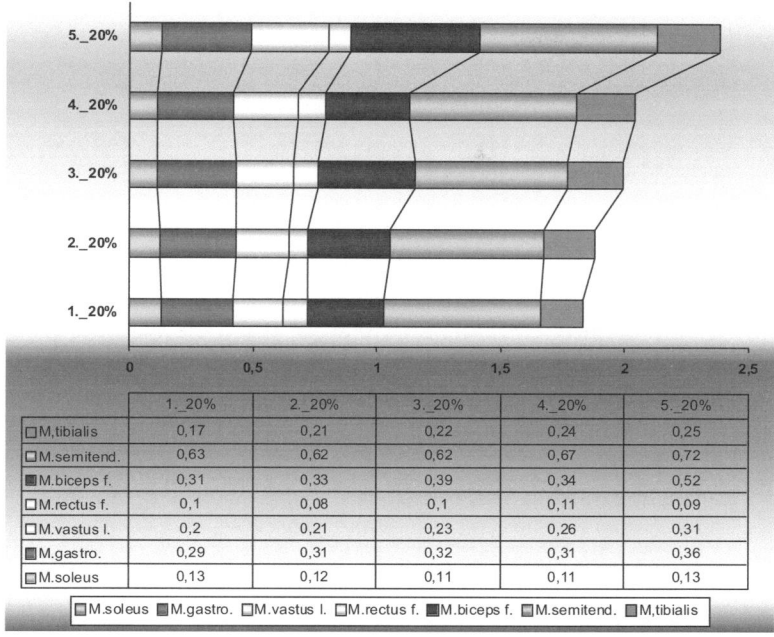

Abb.5_U2_9: zeitbereinigtes IEMG in der funktionellen Zeitphase - PRE.

Durch die festgelegte Zeitspanne von 30ms sind die Werte des IEMGs identisch mit einem zeitbereinigten zIEMG und wiederspiegeln somit den neuronalen Einstrom via ZNS. Mit zunehmender Ermüdung kann durch die Erhöhung der Innervation in der Lat-Phase, offensichtlich die Musclestiffness, die schon in der PRE-Phase erhöht wurde, weiter aufrecht erhalten werden.

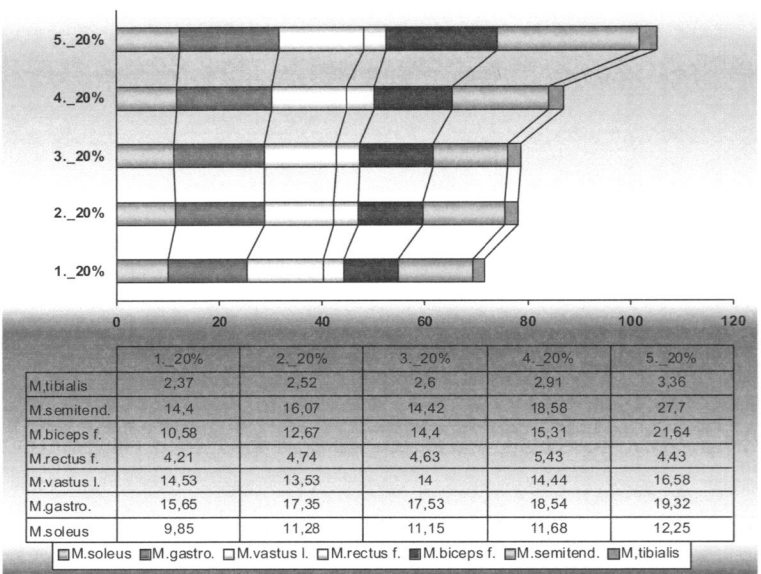

Abb.5_U2_10: IEMG in der LAT-Phase (durch konstante Zeitspanne von 30ms auch identisch mit dem zeitbereinigten IEMG)

Die zeitlich anschließende funktionelle REF-Phase ist durch eine deutliche Innervationszunahme der Musculi soleus, gastrocnemius, vastus lat., biceps fem. c. l. und semitendinosus gekennzeichnet. Dominant in der Ermüdungsregulation tritt hierbei wieder die hintere Oberschenkelmuskulatur durch eine sehr deutlich Zunahme des IEMGs in Erscheinung; insbesondere in der letzten Ermüdungsphase (5.20%).

Auch hierbei ist anzumerken, dass das IEMG mit dem zIEMG im Ermüdungsverlauf identisch ist, da eine feste Zeitspanne von 90ms für die REF-Phase vorliegt. Bei näherer Analyse zeigt sich, dass die, im Verhältnis zu den anderen Phasen, deutlichen Zunahmen reflektorischen Ursprungs sind. Durch den Aufbau von Muskelspannung in der PRE-Phase, als auch durch den weiteren Innervationseinstrom in der LAT- Phase, ist von einem "härteren" tendomuskulären System auszugehen, welches folgerichtig in der REF-Phase mit einem erhöhten reflektorischen Einstrom antwortet.

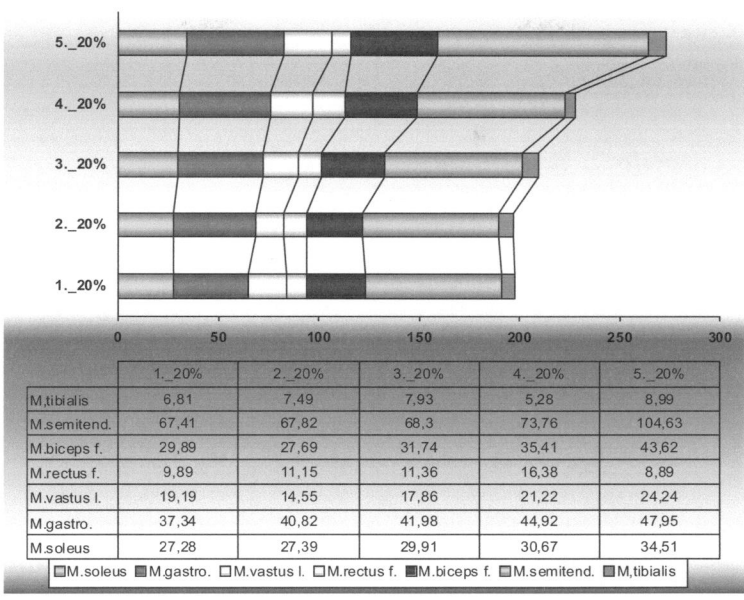

Abb.5_U2_11: ermüdungsbedingte Veränderungen des IEMG in der REF-Phase (durch konstante Zeitspanne von 90ms auch identisch mit dem zeitbereinigten IEMG).

Die Folge dieser neuronalen Regulation auf Ermüdung ist der Erhalt der Möglichkeit elastische Energie in der exzentrischen Bewegungsphase im tendomuskulären System zu speichern. Die dadurch bedingten verbesserten ökonomischen Bedingungen innerhalb eines DVZs wirken sich positiv auf die anschließende konzentrische Phase aus, da weniger Energie zur Verkürzung der Muskulatur in der konzentrischen Phase aufgewendet werden muss. Infolgedessen ist die Betrachtung der letzten funktionellen Phase, der SEA, von immenser Bedeutung zur Komplettierung des

Gesamtbildes neuronaler Ermüdungsregulation bei Laufbewegungen auf dem Laufband.

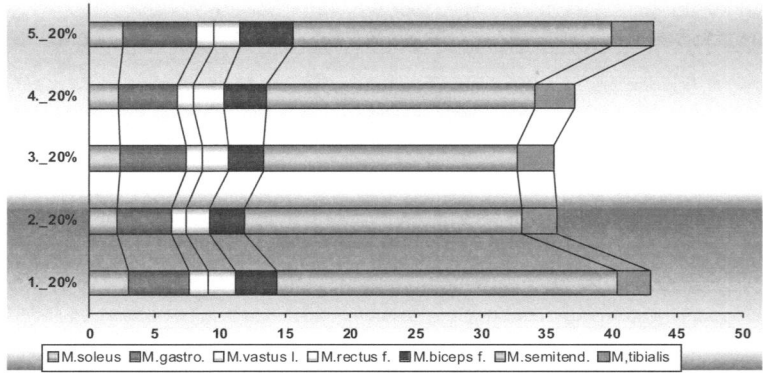

Abb.5_U2_12: ermüdungsbedingte Veränderungen des IEMG in der späten EMG-Antwort – SEA-Phase

Im Gruppenmittel lassen sich ausschließlich nichtsignifikante ermüdungsbedingte Veränderungen in der SEA-Phase für alle Kenngrößen nachweisen. Betrachtet man die Ermüdungsverläufe anhand der IEMG-Parameter fällt zunächst auf, dass ein einheitlicher Trend nicht ersichtlich ist. Mäßige Zu- und Abnahmen der IEMGs wechseln im Verlauf der eintretenden Ermüdung ab, sodass im Anfang-Ende-Vergleich keine bedeutsamen Anpassungsregulationen auf Ermüdung aufgezeigt werden können.

Die nachfolgende Darstellung der zeitbereinigten zIEMG der SEA-Phase zeigt bei näherer Betrachtungsweise einen leichten Trend zur Reduktion des zIEMG der Musculi semitendinosus, rectus fem., vastus lat., soleus, wohingegen das zIEMG vom m. tibialis anterior. im Anfang-Ende-Vergleich gleich bleibt. Eine leichte Zunahme des IEMGs lässt sich beim m. biceps femoris. c. l. und beim m. gastrocnemius feststellen.

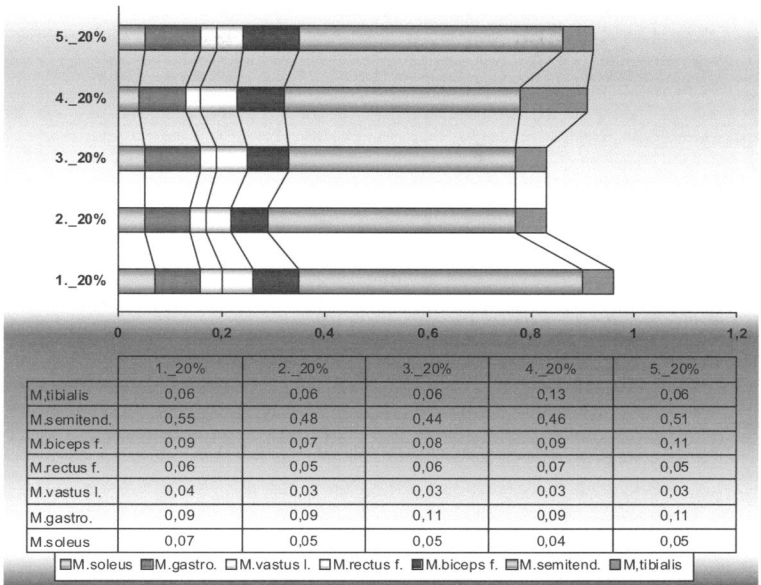

Abb. 5_U2_13: zIEMG in der SEA-Phase (zeitbereinigtes IEMG in der späten EMG-Antwort).

5.2.1.3 Stoffwechsel

Zur Kontrolle des Energiestoffwechsels wurden Kapillarblutentnahmen aus dem hyperämisierten Ohrläppchen entnommen. Diese wurden auf enzymatische Weise, bezüglich des anfallenden Laktatwerts, untersucht. Tabelle 5_U2_2 gibt Auskunft über die Laktatkinetik in Form der Mittelwerte in mmol/L und der Standardabweichungen.

Infolge der hohen Spitzenwerte (MaxLaktat) kann von einer anaeroben laktatziden Energiegewinnung bei dem gesetzten Ermüdungstreatment ausgegangen werden. Ein hoher metabolischer Einfluss, der durch das angefallene Laktat, als auch durch die damit verbundene pH-Wert-Absenkung (saures Zellmilieu) verbunden ist, muss als Ermüdungskriterium mit in die Diskussion einbezogen werden.

Tab.: 5_U2_2 Laktatkinetik nach ermüdenden Laufbandläufen mit 6m/s bis zur Erschöpfung

Laktat-Werte mmol/L	Ruhe	1' nach	2' nach	3 nach	5' nach	7' nach	10' nach	Max Laktat
Mittel Werte	2,70	8,50	11,50	12,2	13,5	13,9	13,2	13,8
Std Abw.	0,84	1,48	1,12	1,23	1,00	1,06	0,97	1,28

Zusätzlich zu diesen direkt auf die Arbeitsmuskulatur wirkenden Einflussgrößen, kommt es zum Anstieg von Ammoniak (siehe Tabelle 5_U2_3), welches die Blut-Hirn-Schranke passieren kann. Dadurch muss additiv von einem zentralen Einfluss auf die Ermüdungsregulation ausgegangen werden. Dies lässt sich im Folgenden mit der Zu- bzw. Abnahme des zeitbereinigten IEMG erfassen.

Korrelative signifikante Zusammenhänge (r=.34) zwischen der Laufleistung und der angefallenen maximalen Laktat- und Ammoniakwerte sind nicht feststellbar.

Tab.:5_U2_3 Ammoniakkinetik nach ermüdenden Laufbandläufen mit 6m/s bis zur Erschöpfung

	Mittlere Laufzeit	Std. Dev.	Minimum	Maximum
Leistung (min:sek)	1' : 34"	.22	1' : 09"	1' : 58"
Ammoniak (µmol/L)	150,43	31,27	97	201

5.2.2 Ermüdungserscheinungen beim Normallaufen (U3 & U4)

5.2.2.1 U3 Laufbahn

In der nachfolgenden Tabelle 5_U3_1 sind die anthropometrischen Daten der Probanden aus Untersuchung U3 zusammengefasst.

Tab. 5_U3_1 Anthropometrische Daten der Probanden der Untersuchung U3 (n=11);

	Mittelwert	Std. Abweichung
Alter	29	5,9
Größe	186,7	7,2
Gewicht	81,1	9,1

5.2.2.1.1 Bewegungstechnik

Die als Ermüdungsindikatoren fungierenden gängigen Parameter der Schrittstruktur (Schrittlänge und Frequenz) werden zur Einflussbestimmung der Lateralkomponente um die Größe SPURBREITE ergänzt.

Zur Erfassung dieser Parameter wurde auf den beiden Geraden einer 400m Laufbahn eine leitfähige Folie von 40m Länge ausgelegt. Von den Spikeabdrücken auf den Folien, wurden die o. g. Parameter ausgemessen. Über spannungsversorgte Spikes konnte telemetrisch der Zeitpunkt und die Dauer des Fußaufsatzes registriert werden.

Um den Einfluss der Laufgeschwindigkeit zu eliminieren, wurde den Läufern mithilfe eines geeichten Fahrrades eine konstante Geschwindigkeit von 6 m/s bis zur Erschöpfung vorgegeben. Als Abbruchkriterium für die Versuche wurde eine Vergrößerung des Abstandes zwischen Fahrrad und Läufer von mehr als 2m festgesetzt.
Die mittlere Spurbreite beträgt zu Beginn des Treatments 4,5 cm und weist, nur ein geringes Streuungsmaß auf.
Ermüdungsbedingte Veränderungen in der Spurbreite lassen sich über die Gesamtgruppe, nur tendenziell nachweisen. Die Spurbreite nimmt zum Ende hin im Mittel nur um 0,6 cm zu. Hinzu kommt eine deutliche Erhöhung der Varianz. Dies lässt auf einen Verlust der Bewegungskoordination schließen.
Die Erhaltung der Spurbreite scheint offensichtlich ein Indikator für eine gute Bewegungstechnik auch unter ermüdenden Bedingungen zu sein.
In der Individualbetrachtung mittels Zeitreihenanalyse kann jedoch eine signifikante Zunahme der Spurbreite unter ermüdenden Bedingungen festgestellt werden

Die Schrittlänge, definiert als die Distanz zwischen dem vordersten rechten (linken) und dem sich anschließenden linken (rechten) Spikeabdruck, kann für die Gesamtgruppe als relevanter Parameter für die Änderungen in der Bewegungstechnik angesehen werden.

Ermüdungsbedingt wird die Schrittlänge im Gruppenmittel um fast 10 cm reduziert. Dieses signifikante Ergebnis deutet darauf hin, dass der Impuls zur Generierung des Abstoßes am Belastungsende deutlich verringert ist.

ZEITREIHENANALYTISCHE BETRACHTUNG

Da Gruppenbetrachtungen durch Mittelungen der Parameter innerhalb der Stichprobe(n) wichtige individuelle Tendenzen verschleiern, sollen im Folgenden Einzelfallanalysen durchgeführt werden. Hierfür wurden Zeitreihenanalysen mittels des SPSS-Programms Trends durchgeführt.

Bei 8 von 11 untersuchten Personen konnten deutliche ermüdungsbedingte Veränderungen in allen Parametern Schrittlänge, Schrittfrequenz und Spurbreite) festgestellt werden. Beispielhaft werden im folgenden Zeitreihen für die entsprechenden Parameter dargestellt.

Für die Schrittlänge kann ein signifikanter Trend zur Reduktion von *** -.821 berechnet werden (Abb.5.2.2.1.1_1). Dies stimmt sehr gut mit den Ergebnissen von BATES & OSTERNIG (1977) und ZACZIORSKI (1989) überein.

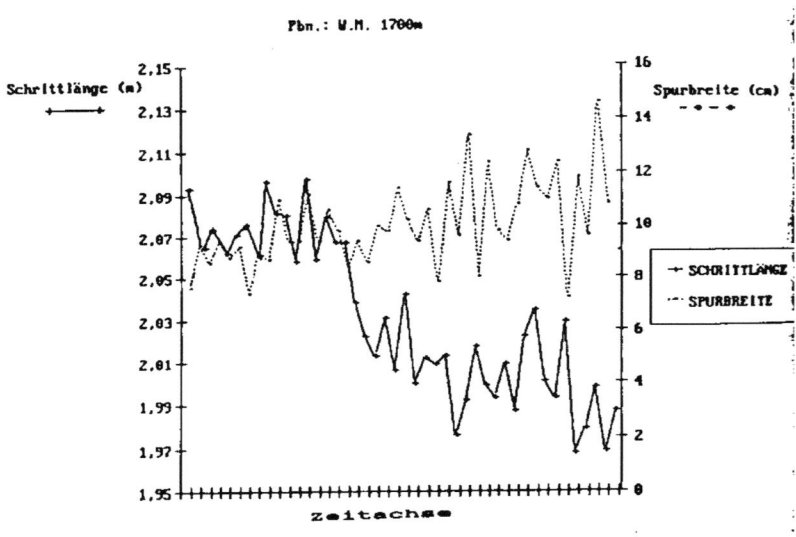

Abb. 5.2.2.1.1_1: Ermüdungsbedingte Veränderungen ausgewählter Schrittstruktur-Merkmale einer Versuchsperson. Auffällig ist die gegenläufige Entwicklung (sign. lineare Trends) der Spurbreite* (Punktlinie) und der Schrittlänge* (Strichlinie).

Desweiteren zeigten sich signifikante Abhängigkeiten der o.g. Parameter von den Windverhältnissen. Bei einigen Versuchsterminen konnte parallel zur Laufbahn ein permanent wehender Wind registriert werden, dessen Stärke jedoch nicht gemessen wurde.

Ein statistisch hochsignifikanter Einfluss von Gegen- und Rückenwind kann für die Parameterentwicklung Schrittlänge und die Spurbreite festgestellt werden. Die mittleren Unterschiede zwischen Gegen- und

Rückenwind zu Beginn des Ermüdungstreatments liegen bei der Schrittlänge im Einzelfall bei 20 cm (ca. 10% der Merkmalsausprägung). Die ermüdungsbedingte Reduktion der Schrittlänge zeigt sich ausschließlich in den Bahnabschnitten mit Rückenwind (**9,8 cm mittlere windbedingte Reduktion). Auf den Abschnitten mit Gegenwind bleibt die Schrittlänge im Verlaufe des Treatments nahezu konstant (vgl. Abb. unten)

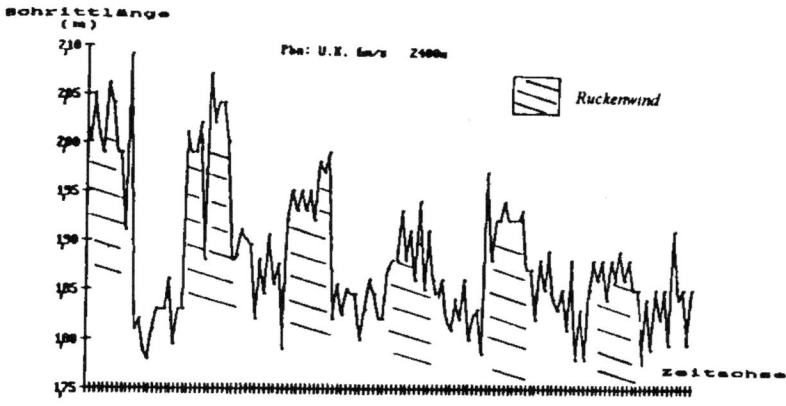

Abb. 5.2.2.1.1_2: Ermüdungsbedingte Veränderungen des Schrittstrukturmerkmals "Schrittlänge". Signifikant ist der Einfluss des Rückenwindes auf die Schrittlängenreduktion (Segmente der Tartanbahn mit Rückenwind = Schrägstrich). Die Schrittlängen auf den Segmenten mit Gegenwind ändern sich nicht signifikant.

Entsprechende ermüdungsbedingte Veränderungen lassen sich für die Schrittfrequenzen aufzeigen. Die Reduktion der Schrittlänge führt bei einer konstanten Geschwindigkeitsvorgabe zu einer Zunahme der Schrittfrequenz. Entsprechend signifikante Merkmalsveränderungen konnten berechnet werden. Zusätzlich kann eine gegenwindbedingte Erhöhung der Schrittfrequenz zu Beginn des Treatments festgestellt werden, die jedoch statistisch nicht signifikant ist.

Fasst man die Abschnitte mit gleicher Windrichtung zusammen, so fällt auf, dass die Schrittfrequenzerhöhung im Verlaufe der Ermüdung vorwiegend auf den Segmenten mit Gegenwind registriert werden kann.

Die Veränderungen des Parameters Spurbreite, lassen über die Gesamtgruppe keinen einheitlichen Trend erkennen. Dies liegt an gegensätzlichen Merkmalsveränderungen innerhalb der Stichprobe.

Im Einzelfall lassen sich jedoch signifikante Zunahmen der Spurbreite bei ermüdenden Läufen feststellen.

Zusätzlich muss festgestellt werden, dass die anfänglich geringe Varianz der Spurbreite mit zunehmender Ermüdung deutlich größer wird. Die unökonomische Verbreiterung des Schrittmerkmals SPURBREITE, wird durch einen weiteren Ermüdungsindikator, die Schwankungsbreite dieses Parameters, ergänzt (vgl. 5.2.2.1.1_1).

5.2.2.1.2 Innervationsmuster

Ermüdung im DVZ kann nach dem bisherigen Kenntnisstand mit drei Regulationstypen beschrieben werden (FRICK, 1993).

Typ 1 reguliert mit einer Rechtsverschiebung im EMG-Muster der Beinextensorenmuskeln.

Typ 2 reguliert mit einer Linksverschiebung im EMG-Muster der Beinextensorenmuskeln.

Typ 3 zeigt keinerlei Verschiebungen der EMG-Muster.

Der Nachweis dieser vielfältigen Adaptationsmöglichkeiten auf Ermüdung wurde sowohl bei Nieder-Hoch-Sprüngen (FRICK, 1991), als auch beim Laufen auf dem Laufband U2 erbracht.

Die vorliegende Feldstudie wurde durchgeführt, um das Innervationsverhalten der Beinmuskeln bei ermüdenden Läufen unter weniger artifiziellen Bedingungen zu untersuchen, als es beim Laufbandlaufen der Fall ist (STUTZ, 1993).

Um den Einfluss der Geschwindigkeit auf die erhobenen Parameter konstant zu halten, wurde dem Läufer eine gleichbleibende Laufgeschwindigkeit von 6 m/s bis zur Erschöpfung vorgegeben. Wie aus den Auswertungen der Schrittstrukturmerkmale hervorgeht, hat der Rücken- und Gegenwind einen ganz erheblichen Einfluss auf das Laufverhalten. Infolge zusätzlicher messtechnischer Probleme bei der telemetrischen Übertragung der Daten, als auch bei der Registrierung des externen Triggersignals werden im Folgenden lediglich die Beobachtungen auf der Basis eines nicht repräsentativen deutlich verringerten Probandengutes (n=5) dargestellt und interpretiert.

Die elektromyografischen Ableitungen deuten darauf hin, dass im Anfang-Ende-Vergleich auch unter den Feldbedingungen, die ischiocrurale Muskulatur an der Ermüdungsregulation bei Laufbewegungen maßgeblich beteiligt ist.

Die Zunahme der Gesamtaktivität unter Ermüdung, gilt sowohl für den medialen, als auch für den lateralen Teil dieser Muskelgruppe. Sie ist jedoch interindividuell unterschiedlich stark ausgeprägt.

Die Hauptaktivität des M. rectus femoris liegt bei Laufbewegungen in der Flugphase. Entsprechend liegen die ermüdungsbedingten Veränderungen des o. g. Muskels auch hauptsächlich in diesem Bewegungsabschnitt.
Auffällig ist die, im Gegensatz zur i. M., geringere Aktivitätszunahme der Fuß- und Kniegelenksextensoren. Hierbei bleibt jedoch anzumerken, dass

die Zunahme des m. vastus lat. wesentlich höher ist als unter den Laufbandbedingungen.

Die starke Aktivitätserhöhung die in Abb. 5_U3_1 am Ende des Ermüdungstreatments beim M. semitendinosus zu erkennen ist, verdeutlicht den steigenden regulativen Einfluss der i. M. unter erschöpfenden Bedingungen. Bei einigen Probanden konnten starke phasische Zusatzaktivitäten festgestellt werden, die in ihrer Höhe als auch aufgrund ihrer Laufzeit reflektorisch ausgelöst sein könnten. Die Generierung dieser phasischen Anteile, kann zum einen durch die schnellere initiale Dehnung innerhalb des "steiferen" Muskels, zum anderen durch die gesteigerte Sensibilisierung der Muskelspindeln bedingt sein.

Dies belegen auch neuere Untersuchungsergebnisse, die sich mit den Änderungen der Reflexbeiträge bei eintretender Ermüdung beschäftigen (Synchronisationstendenzen motorischer Einheiten/Erhöhung des Nutzeffektes des Dehnungsreflexes).

Einer Gesamtlängenveränderung der Hüftextensorenmuskeln wird durch diesen erhöhten Widerstand entgegengewirkt.

Die nach außen sichtbaren Veränderungen dieser modifizierten Muskelmechanik, zeigen sich in der geringeren Winkelgeschwindigkeit des Hüftgelenks während der exzentrischen Phase.

Regulationstypen

Ein eindeutiger Nachweis von drei Regulationstypen kann bei ermüdenden Läufen innerhalb der Feldstudie nicht erbracht werden.

Die meisten Versuchspersonen behalten ihr Innervationsmuster bei (Regulationstyp 3), ohne eine deutliche Verschiebung in frühe oder späte Zeitphasen aufzuweisen. Es gibt zwar deutliche Hinweise für die Existenz einer Rechtsverschiebung in den Beinextensorenmuskeln (2 Vpn regulieren nach

Typ 1), das Auftreten einer Linksverschiebung (Regulationtyp2) im EMG-Muster der abgeleiteten Beinextensorenmuskeln ist jedoch nicht nachweisbar. Dies kann zusätzlich durch das Ausbleiben einer deutlichen, für eine Linkverschiebung charakteristischen, Stützzeitverkürzung erhärtet werden.

Bei der Gegenüberstellung der EMG-Muster zu Beginn und am Ende des Ermüdungstreatments zeigen sich deutliche qualitative Unterschiede die vergleichbar mit den Anpassungen bei der Variation der Geschwindigkeit (U1a), als auch ansatzweise bei der Variation der Steigung sind (U1b).

Ischiocrurale Muskelgruppe (i. M.) :

Die ischiocrurale Muskulatur ist maßgeblich an der Adaptation auf Ermüdung beteiligt. Es kann für alle Probanden eine deutliche Zunahme der Gesamtaktivität sowohl vor als auch während des Bodenkontaktes festgestellt werden.

Die Zunahme der Gesamtaktivität der o.g. Muskelgruppe, ist deutlich höher als bei den anderen abgeleiteten Muskelgruppen.
Zumeist lassen sich zwei einzelne Aktivitätsgipfel nachweisen, die im Zuge der Ermüdung zu einem Einzelnen verschmelzen. Dies ist jedoch interindividuell unterschiedlich, sodass sogar entgegengesetztes Verhalten nachweisbar ist.
Eine entsprechende Relativierung des bisherigen Kenntnisstandes, über die Innervation der ischiocruralen Muskelgruppe, muss aufgrund der vorliegenden Resultate aus den Untersuchungen U1-U3 vorgenommen werden.
Bisher ging man davon aus, dass die medialen und lateralen Anteile der zweigelenkigen Köpfe innerhalb der i.M. gleich innerviert werden. Stellvertretend für die i.M, wurde deshalb in vielen Untersuchungen nur ein Anteil abgeleitet (M. biceps fem. c. l.).

In den vorliegenden Laufstudien wurde sowohl der laterale Anteil (s.o.), als auch der mediale Anteil (M. semitendinosus) abgeleitet. Infolgedessen konnte bei der Hälfte der untersuchten Probanden unterschiedliche EMG-Muster aufgezeigt werden, die, wie oben erwähnt, zusätzlich ermüdungsbedingten Modulationen unterworfen sein können.

Aufgrund der vorliegenden Erkenntnisse über die Innervation der i.M. bei Laufbewegungen auf dem Laufband unter ermüdenden Bedingungen, muss der o. g. Muskelgruppe (speziell den lateralen und medialen zweigelenkigen Anteilen) eine hohe Variabilität zugesprochen werden. Ob dies mit orthopädischen Fragestellungen zusammenhängt, kann mit dem vorgestellten Ansatz nicht überprüft werden. Aufgrund der hohen Verletzungszahlen gerade dieser Muskelgruppe erscheint eine empirische Überprüfung dieses Zusammenhanges durchaus sinnvoll.

M. rectus femoris:

Die Modulationen die für den M. rectus femoris durch Variationen der Steigungen und Geschwindigkeiten aufgezeigt werden konnten, finden sich auch bei der Ermüdungsregulation. Mit zunehmender Erschöpfung nimmt die Aktivität der o.g. Muskulatur in der Flugphase deutlich zu, wobei die Aktivität in der Stützphase nur geringe Zuwächse hat. Entsprechend muss für den M. rectus fem., eine funktionelle Dominanz in der Hüftbeugung postuliert werden, die unter dem Einfluss der Ermüdung noch verstärkt wird.

Dieser Sachverhalt kann für jeden Probanden nachgewiesen werden und ist nach qualitativer Beurteilung von Experten ein deutliches Indiz dafür, dass die Hüftbeugebewegung zur Generierung der Schrittfrequenz, letztendlich einen leistungslimitierenden Faktor bei ermüdenden Läufen auf dem Laufband darstellt. Dies gilt im gleichen Maße für die i.M. hinsichtlich der

Entschleunigung des Schwungbeines (zuerst des Oberschenkels, danach des Unterschenkels), bzw. der sich anschließenden Hüftstreckbewegung mit raumgreifendem Fußaufsatz und Beschleunigung des Körperschwerpunktes in Bewegungsrichtung.

M. soleus; M. gastrocnemius; M. vastus lat. :

Das grundsätzliche Regulationsverhalten o. g. Musculi das durch die Variationen der Steigungen und Geschwindigkeiten aufgezeigt werden konnte, finden sich auch bei der Ermüdungsregulation wieder. Mit zunehmender Erschöpfung nimmt die Aktivität der o. g. Muskeln in der PRE- (vor Bodenkontakt) und in der KONT-Phase (Stützphase) deutlich zu. Unter dem Einfluss der Ermüdung regulieren die Fuß- und Knieextensoren, neben anderen Muskeln, mit einer Innervationssteigerung. Da diese Aktivitätssteigerung unter anderem in frühe oder späte Bewegungsphasen aufzeigbar ist, kann zunächst von einer Erhöhung bzw. von einem Zusammenbruch der Muskel-Stiffness gesprochen werden.

Zur Identifikation von unterschiedlichen Regulationstypen wurde in einer gruppenanalytischen Betrachtungsweise abgegangen und Einzelanalysen vorgenommen.
Hierbei konnten die eingangs erwähnten Regulationstypen, die FRICK (1993) bei ermüdenden Nieder-Hoch-Sprüngen aufgezeigte, bei ermüdenden Läufen auf dem Laufband nachgewiesen werden.
Der Gültigkeitsbereich dieser Regulationstypen beschränkt sich jedoch nur auf die Beinextensoren M. soleus, M. gastrocnemius und M. vastus lat. Regulationstypologien, die die Hüftbeuge- und Streckmuskeln einbeziehen sind aufgrund der einheitlichen Anpassungsrichtung nicht feststellbar.

Neben den Anpassungstypen die mit nur geringen Verschiebungen der EMG-Muster reagierten, lassen sich sowohl LINKS- als auch RECHTSVERSCHIEBER nur auf dem Laufband aufzeigen.

Zur Verdeutlichung der gegensätzlichen Regulationstypen zeigen nachfolgende Abbildungen Originalableitungen eines Rechts- und eines Linksverschiebers im Anfang-Ende-Vergleich.

Auffällig ist bei beiden Anpassungstypen, dass die Hüftbeuge- (M. rectus fem.) und -streckmuskulatur (M. biceps fem. c. l. und M. semitendinosus) maßgeblich an der Ermüdungsregulation beteiligt sind. Dies zeigt sich an der deutlichen Aktivitätszunahme während der Stütz- und Flugphase.

Die Beinextensorenmuskeln, die in den bisherigen Ermüdungsstudien betrachtet wurden, weisen hingegen gegensätzliche Regulationen auf.

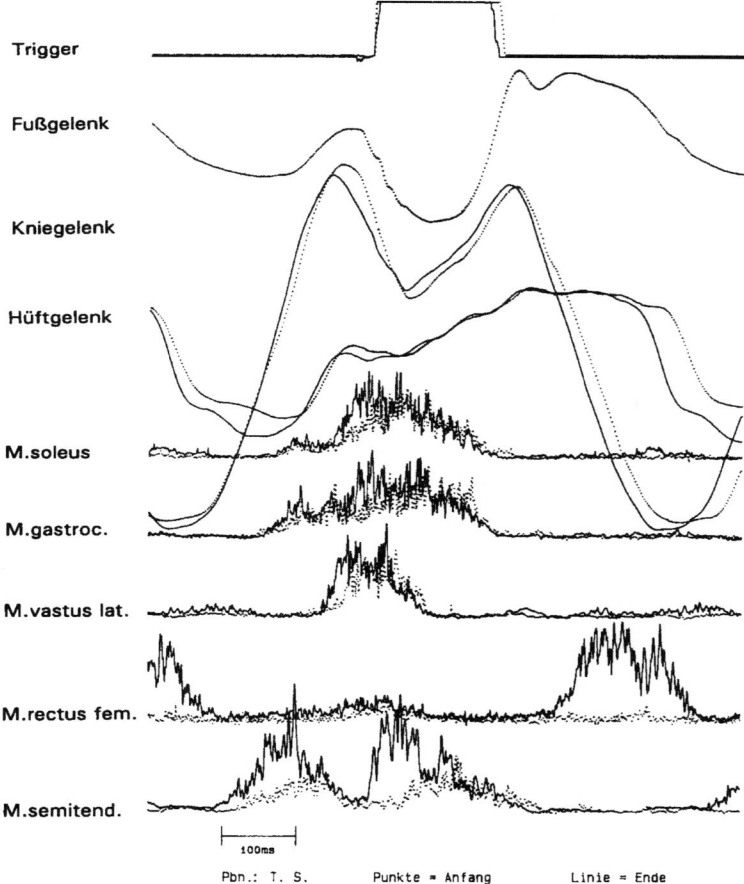

Abb. 6.2.1_2: Originalableitungen einer Versuchsperson, die bei Ermüdung mit einer Linksverschiebung der Innervationsmuster an den Beinstreckern reguliert (vgl. FRICK, 1993). Auffällig ist die starke Innervationserhöhung von M. semitendinosus vor- bzw. während Bodenkontakt, als auch beim M. rectus femoris in der Flugphase, und die zweigipflige Segmentierung der Innervation von M. semitendinosus.

Abb. 6.2.1_1: Originalableitungen einer Versuchsperson, die bei Ermüdung mit einer Rechtsverschiebung der Innervationsmuster am M. triceps surae reguliert. Das Innervationsmuster des m. vastus lat. Ändert sich nur bezüglich der Intensität. Auffällig ist die starke Innervationserhöhung von M. biceps fem. und M semitendinosus vor- bzw. während Bodenkontakt, als auch beim M. rectus femoris in der Flugphase.

5.2.2.1.3 Stoffwechsel

TAB: 5_U3_2 Laktatwerte vor und nach dem Ermüdungstreatment.

Laktat-werte mmol/L	Ruhe	1' nach	3' nach	7' nach	10' nach	Max Laktat
Mittelwerte	1,15	8,50	10,4	11,9	11,6	11,78
Std Abw.	0,58	1,44	1,78	1,12	1,11	1,88

Die Spitzenwerte der Stoffwechselanalyse von fast 12 mmol/L Laktat zeigen eine deutliche anaerobe Energiebereitstellung. Eine korrelative Zuordnung zu den Regulationstypen weißt auf keinen Zusammenhang hin (r =.34). Deutlicher wird der Zusammenhang zwischen der erreichten Laufzeit (s) und dem angefallenen Laktatwert (mmol/L) von r =.86.

TAB: 5_U3_3 mittlere Laufleistung (m) bei einer Geschwindigkeitsvorgabe von 6m/s.

	Mittlere Laufzeit	Std.Dev
Leistung (s)	125"	55"

5.2.2.2 U4 Halle KAHLBACH

Tab. 5_U4_1: Anthropometrische Daten der Probanden der Untersuchung U4 (n=9); (Artefakt bedingt konnten 3 Probanden nicht ausgewertet werden).

	Mittelwert	Std. Abweichung
Alter	31,3	6,9
Größe	182,7	9,2
Gewicht	79,1	6,5

5.2.2.2.1 Bewegungstechnik

5.2.2.2.1.1 Bodenkontaktzeiten

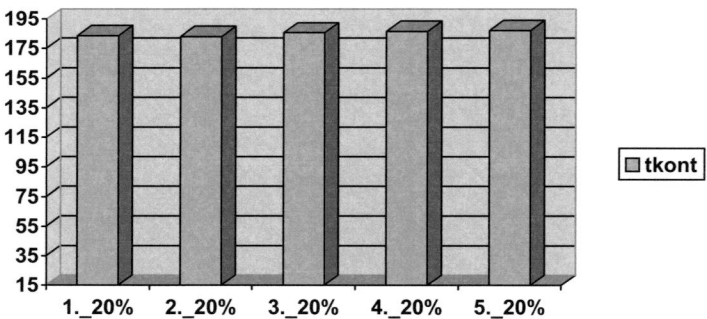

Abb.: 5_U4_1: Ermüdungsbedingte Veränderungen der Bodenkontaktzeiten in sukzessiven prozentualen Schritten von 20%.

Die zu beobachtenden Veränderungen in den Bodenkontaktzeiten (siehe Abbildung 5_U4_1), bei ermüdenden Läufen in der Halle mit einer Geschwindigkeitsvorgabe von 6m/s bis zur Erschöpfung, zeigen anhand der

Mittelwerte nur geringe nichtsignifikante Zunahmen. Bei Einzelbetrachtung sind Schwankungen auf sehr geringem Niveau (± 8m/s) zu registrieren und weisen im Trend auf eine erstaunliche Konstanz dieser Kenngröße hin. In drei von 9 auswertbaren Fällen lassen sich im Zuge der Ermüdung auch leichte Reduktionen (4-8m/s) der Bodenkontaktzeit nachweisen, die im weiteren Verlauf wieder zunehmen.

5.2.2.2.1.2 Gelenkwinkelamplituden

Bei der Analyse der Gelenkwinkelamplituden von Fuß-, Knie- und Hüftgelenk in der exzentrischen Phase ist augenfällig, dass die größte Gelenkwinkeländerung im Kniegelenk feststellbar ist. Das Hüftgelenk hingegen zeigt nur geringe Beugewinkel, während das Sprunggelenk im Vergleich zu den anderen Gelenkwinkeln der registrierten Beinachse eine mittlere Merkmalsausprägung zeigt.

Im Verlauf des Ermüdungstreatments sind weder eine kontinuierliche Zunoch eine Abnahme feststellbar. Der Ermüdungsverlauf weist eher einen kubischen Charakter auf. Für alle Gelenkwinkelamplituden gleich, ist zunächst eine Zunahme dieser Kenngröße feststellbar, die nach Erreichen der maximalen Ausprägung sich dem Ausgangswert nähert und in, im Falle der Fußgelenksamplitude, sogar unterschreitet. Bedingt durch diesen Verlauf, als auch durch hohe interindividuelle Schwankungen lassen sich keine signifikanten Veränderungen nachweisen.

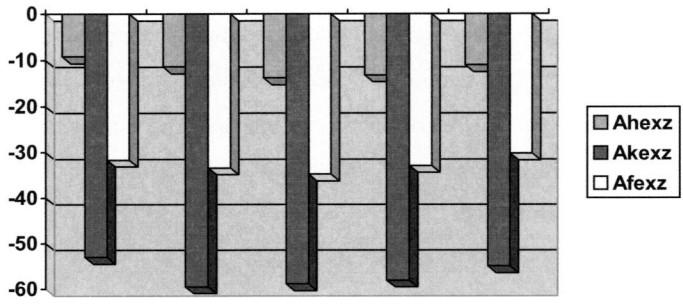

Abb.:5_U4_2 Ermüdungsbedingte Veränderungen der Gelenkwinkelamplituden in der

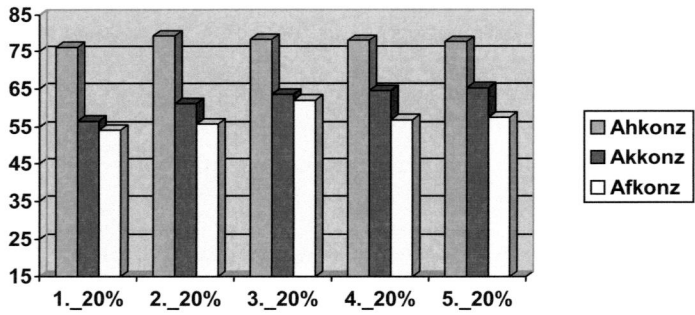

exzentrischen Bewegungsphase

Abb.:5_U4_3 Ermüdungsbedingte Veränderungen der Gelenkwinkelamplituden in der konzentrischen Bewegungsphase

Entgegen den Gelenkwinkelamplituden in der exzentrischen Phase lassen sich am Hüftgelenk in der konzentrischen Phase deutliche Gelenkwinkelamplituden von über 70 Grad aufzeigen. Neben diesen enormen Arbeitswinkeln der Hüfte, zeigen die Kniewinkelamplituden einen mittleren Arbeitswinkel von 62 Grad. Die Fußgelenksamplituden liegen im Mittel bei 56 Grad.

Die ermüdungsbedingten Veränderungen der Hüft- und Fußgelenke lassen sich in der konzentrischen Bewegungsphase, ähnlich den Beobachtungen in der exzentrischen Phase, nicht als kontinuierliche Zu- oder Abnahme beschreiben. Die Amplituden nehmen zunächst zu, um im weiteren Verlauf wieder abzunehmen. Anders stellen sich die ermüdungsbedingten Veränderungen der Kniegelenkwinkelamplituden dar. Von Beginn an nehmen die Amplituden des Kniegelenks in der konzentrischen Phase sukzessive zu. Eine statistische Signifikanz ist jedoch für keine der Gelenkwinkelveränderungen nachweisbar.

5.2.2.2.1.3 Mittlere Winkelgeschwindigkeiten

Vergleicht man die mittleren Winkelgeschwindigkeiten von Fuß-, Knie- und Hüftgelenk in der exzentrischen Bewegungsphase während Bodenkontakt, zeigt sich beim Kniegelenk eine weitaus höhere mittlere Winkelgeschwindigkeit, die im Verlauf der Ermüdung eine geringe kontinuierliche Zunahme erfährt. Im Gegensatz hierzu lassen sich am Fuß- und Hüftgelenk, nach anfänglich leichten Zunahmen dieser Kenngröße, kontinuierliche Abnahmen aufzeigen. Auch diese Veränderungen sind nichtsignifikant.

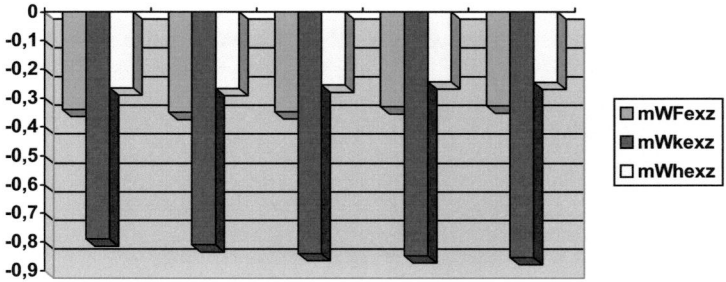

Abb.:5_U4_4 ermüdungsbedingte Veränderungen der mittleren Winkelgeschwindigkeiten in der exzentrischen Bewegungsphase.

Zeigen sich in der exzentrischen Phase ausschließlich am Kniegelenk hohe mittlere Gelenkwinkelgeschwindigkeiten, kann für die konzentrische Phase festgestellt werden, dass am Fuß-, Knie- und Hüftgelenk hohe mittlere Winkelgeschwindigkeiten auftreten. Diese nehmen im Zuge der einsetzenden Ermüdung geringfügig und nahezu kontinuierlich zu. Ein statistisch signifikantes Ergebnis für die Gesamtgruppe lässt sich jedoch nicht berechnen. Bemerkenswert erscheint jedoch, dass in der konzentrischen Bewegungsphase an allen Gelenkwinkeln der Beinachse eine hohe mittlere Winkelgeschwindigkeit aufzeigbar ist. Dies erscheint umso verständlicher, wenn man sich vor Augen hält, dass in dieser Phase der vortriebswirksame beschleunigende horizontale Bewegungsimpuls generiert werden muss.

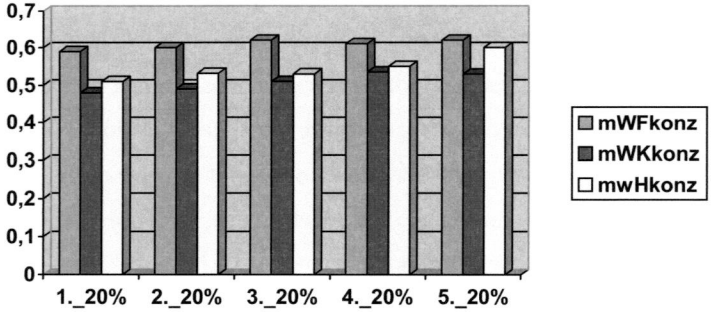

Abb.: 5_U4_5   Veränderungen der mittleren Winkelgeschwindigkeiten des Fuß-, Knie- und Hüftgelenks bei ermüdenden Läufen mit einer Geschwindigkeit von 6m/s bis zum Belastungsabbruch.

5.2.2.2.2 Innervationsmuster

Zur Charakterisierung des Innervationsverhaltens der abgeleiteten Muskeln wurde das Roh-EMG in Analogie zu FRICK (1993) über 20%-Schritte des Ermüdungstreatments gleichgerichtet und nach dem Average-Verfahren (ISEK-Standard) über mehrere Laufschritte gemittelt. Als Triggersignal diente die erste steile Flanke des Rechtecksignals, welches beim Auftreffen des mit einer drucksensiblen Einlegesohle versorgten Laufschuhs, entstand. Anschließend quantifizierte man die Integrale der EMG-Zeit-Kurven während Bodenkontakt bzw. in den funktionellen Zeitphasen.

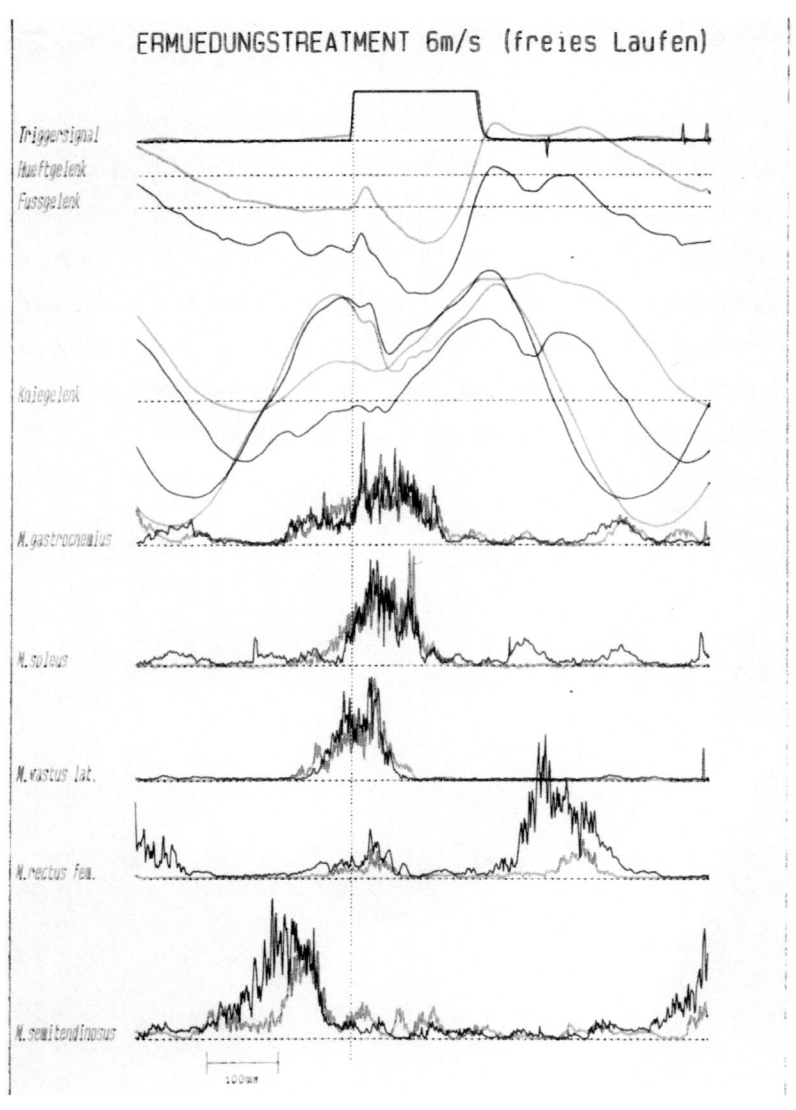

Abb. 5.2.2.2.2_1: Ermüdungsbedingte Veränderungen der Innervationsmuster leistungsrelevanter Beinmuskeln, der Gelenkwinkel und Bodenkontaktzeiten beim Feldversuch mit einer Geschwindigkeitsvorgabe von 6 m/s bis zur Erschöpfung.
Beginn = grau; Ende = schwarz.

Während Bodenkontakt kann bis auf den m. soleus an allen Muskelgruppen eine Zunahme des IEMGs mit zunehmender Ermüdung aufgezeigt werden.

Entgegen den ermüdungsbedingten Veränderungen beim Laufbandlaufen reguliert der m. rectus femoris innerhalb der Bodenkontaktphase mit einer leichten Zunahme des IEMGs. Die höchsten Zuwächse im IEMG weisen neben dem m. vastus lat. die ischiocruralen Muskeln m. biceps femoris c. l. und m. semitendinosus vor und in der Bodenkontaktphase auf. Dies spricht wiederum für einen hohen Anteil dieser Muskelgruppe an der neuronalen Ermüdungsregulation beim Laufbandlaufen. Anders als beim ermüdenden Laufen auf dem Laufband zeigen sich am m. vastus lat. und am m. gastrocnemius deutlich Zunahmen mit eintretender Ermüdung.

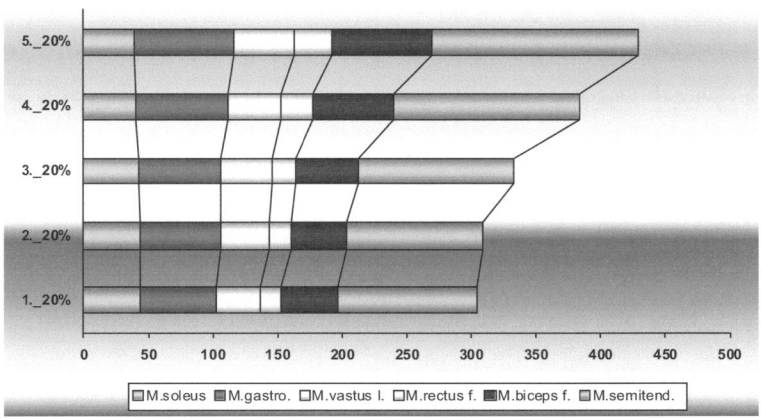

Abb.: 5_U4_6 Ermüdungsbedingte Veränderungen der IEMGs abgeleiteter Muskelgruppen während Bodenkontakt – Treatment 6m/s Laufen in der Halle (200m-Bahn) bis zur Erschöpfung.

Da die Zunahme der neuronalen Aktivitäten im IEMG auch durch eine Veränderung der Bodenkontaktzeiten bedingt sein können, wurden zur Analyse des neuronalen Einstroms via ZNS die IEMGs um die

Kontaktzeiten bereinigt. Die damit erhalten zeitbereinigten IEMGs können Aufschluss geben, ob von Zentral her, ein höherer Innervationseinstrom vorliegt.

Bedingt durch die geringen Veränderungen der Bodenkontaktzeiten wiederspiegeln die zeitbereinigten IEMGs für die Phase des Bodenkontakts nahezu die gleichen Anpassungen auf Ermüdung, wie sie durch die Parameter der IEMGs aufgezeigt werden konnten. Auf eine ausführliche Darstellung wird an dieser Stelle verzichtet. Wichtiger erscheint eine ausführlichere Darstellung der Veränderungen in den funktionellen Zeitphasen.

Die Aktivitätsphase vor Bodenbeginn ist durch eine deutliche Aktivitätszunahme in der ischiocruralen Muskulatur gekennzeichnet (m. biceps fem. c.l. und m. semitendinosus), während die anderen Muskeln nur geringfügige Anpassungen zeigen. Dass dies nicht durch eine mögliche zeitliche Ausdehnung der PRE-Phase bedingt ist, kann durch das zeitbereinigte IEMG nachgewiesen werden. Aus der nachfolgenden grafischen Übersicht ist deutlich zu erkennen, dass die hintere Oberschenkelmuskulatur in dieser Bewegungsphase einen deutlich höheren neuronale Input aufweist. Neben der Hüftmuskulatur zeigen die Musculi gastrocnemius, m. vastus lat. und m. tibialis anterior eine kontinuierliche Zunahme des zeitbereinigten IEMGs. Entgegen dieser kontinuierlichen Regulation reduziert sich zunächst das zIEMG am m. soleus um gegen Ende wieder anzusteigen. Invers dazu verhält sich der m. rectus fem. der zunächst sein zIEMG reduziert, um es anschließend zu erhöhen. Gegen Ende des Treatments wird das zIEMG sogar unter den Ausgangswert gesenkt. Generell kann für die Muskeln aller Gelenke jedoch eine nichtsignifikante Erhöhung des zIEMG's in der PRE-Phase aufgezeigt werden, wenn man die Summe aus den zIEMG's für synergistisch wirkende Muskeln eines Gelenkes berechnet.

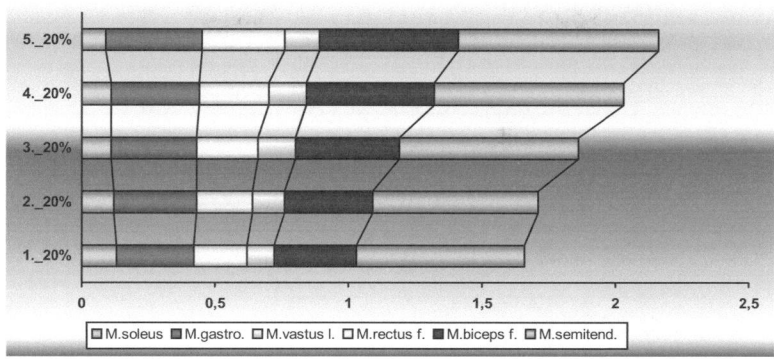

Abb.: 5_U4_7   zeitbereinigtes IEMG in der PRE-Phase

In der nachgeschalteten LAT-Phase zeigt sich eine Konstanz der neuronalen Versorgung bis zu einer Erhöhung des IEMG's in allen Muskeln. Den neuronalen Einstrom halten m. soleus und m. rectus femoris im Zuge der Ermüdung gleich, während die Musculi gastrocnemius, vastus, biceps femoris und semitendinosus ihre Aktivität erhöhen.

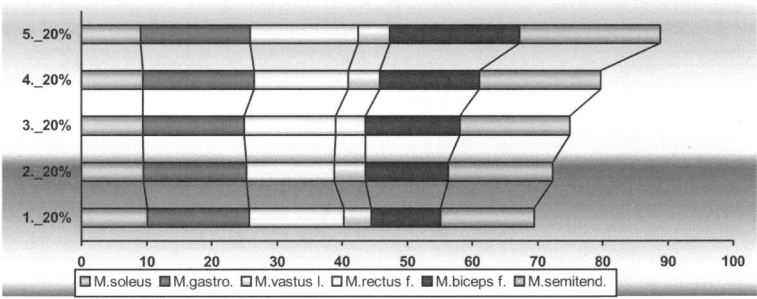

Abb. 5_U4_8:   IEMG in der LAT-Phase (durch konstante Zeitspanne von 30ms auch identisch mit dem zeitbereinigten IEMG.

Die zeitlich anschließende funktionelle REF-Phase ist durch eine deutliche Innervationszunahme der Musculi gastrocnemius, vastus lat., biceps fem. c. l. und semitendinosus gekennzeichnet. Dominant in der Ermüdungsregulation tritt hierbei wieder die hintere Oberschenkelmuskulatur durch eine sehr deutlich Zunahme des IEMGs in Erscheinung.

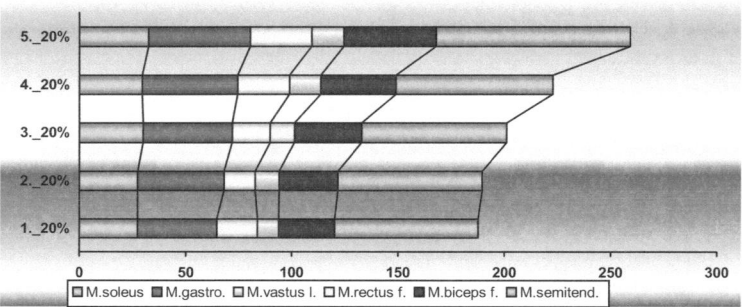

Abb. 5_U4_9: IEMG in der REF-Phase (durch konstante Zeitspanne von 90ms auch identisch mit dem zeitbereinigten IEMG).

Die Musculi rectus femoris c .l. und soleus erhöhen ihre Aktivität in der REF-Phase nur geringfügig.

Das IEMG ist mit dem zeitbereinigten IEMG im Ermüdungsverlauf identisch, da eine feste Zeitspanne von 90ms für die REF-Phase vorliegt.
Bei näherer Analyse zeigt sich, dass die, im Verhältnis zu den anderen Phasen, deutlichen Zunahmen reflektorischen Ursprungs sind. Dies kann durch eine Segmentierung des Innervationsmusters mit deutlicher Amplitudenerhöhung in zwei bis drei Spitzen nachgewiesen werden. Funktionell bedeutet der Aufbau von Muskelspannung in der PRE-Phase, als auch ein weiterer Innervationseinstrom in der LAT-Phase, dass von einem "härteren" tendomuskulären System auszugehen ist, welches folgerichtig in der REF-Phase mit einem erhöhten reflektorischen Einstrom antwortet. Die Folge dieser neuronalen Regulation auf Ermüdung ist der Erhalt der Möglichkeit

elastische Energie in der exzentrischen Bewegungsphase im tendomuskulären System zu speichern. Die dadurch bedingten verbesserten ökonomischen Bedingungen innerhalb eines DVZs wirken sich positiv auf die anschließende konzentrische Phase aus, da weniger Energie zur Verkürzung der Muskulatur in der konzentrischen Phase ausgewendet werden muss. Infolgedessen ist die Betrachtung der letzten funktionellen Phase, der SEA, von immenser Bedeutung zur Komplettierung des Gesamtbildes neuronaler Ermüdungsregulation bei natürlichen Laufbewegungen ohne Störgrößen.

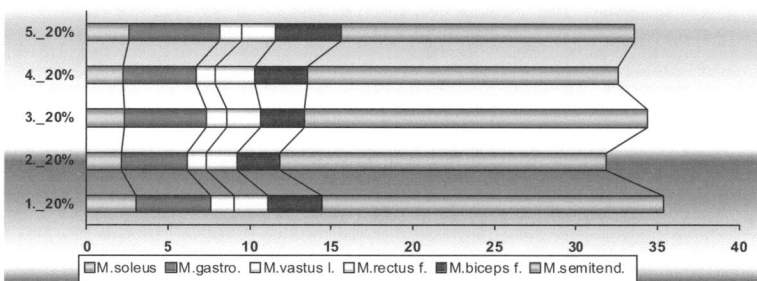

Abb. 5_U4_10   IEMG in der SEA-Phase

Im Gruppenmittel lassen sich ausschließlich nichtsignifikante ermüdungsbedingte Veränderungen in der SEA-Phase für alle Kenngrößen nachweisen. Betrachtet man die Ermüdungsverläufe anhand der IEMG-Parameter fällt zunächst auf, dass ein einheitlicher Trend nicht ersichtlich ist. Mäßige Zu- und Abnahmen der IEMGs wechseln im Verlauf der eintretenden Ermüdung ab, sodass im Anfang-Ende-Vergleich als auch im Verlauf keine bedeutsamen Anpassungsregulationen auf Ermüdung aufgezeigt werden können.

Die nachfolgende Darstellung der zeitbereinigten zIEMG's der SEA-Phase zeigt einen leichten Trend zur Reduktion des zIEMG der Musculi semitendinosus, rectus fem., vastus lat., wo hingegen das zIEMG vom m. soleus im

Anfang-Ende-Vergleich gleich bleibt. Eine leichte Zunahme des IEMG's lässt sich beim m. biceps femoris. c .l. und beim m. gastrocnemius feststellen.

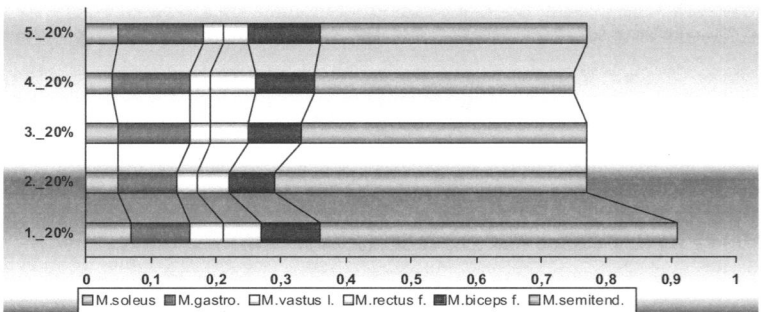

Abb. 5_U4_11: zIEMG in der SEA-Phase (zeitbereinigtes IEMG in der späten EMG-Antwort)

Die ermüdungsbedingten Anpassungen der funktionellen Zeitphasen weisen auf einen Trend zur Erhöhung der Innervation in frühe Bewegungsphasen hin (PRE, LAT, REF); eine signifikante Regulationsrichtung lässt sich jedoch nicht feststellen.

5.2.2.2.2.3 Stoffwechsel

Tab.: 5_U4_2

Laktatwerte mmol/L	Ruhe	1' nach	3' nach	7' nach	10'nach	Max Laktat
Mittelwerte	1,30	9,50	11,8	12,1	11,6	12,31
Std Abw.	0,44	1,24	1,35	1,09	1,04	1,88

Die hohen Laktatwerte von 12,31 mmol/L zeigen eine starke metabolische Auslastung im Treatment Laufen mit einer Geschwindigkeitsvorgabe von 6m/s bis zur Erschöpfung. Die Energiebereitstellungprozesse laufen aufgrund hoher Anforderungen an die Energieflussrate ausschließlich anaerob ab. Die korrelativen Zusammenhänge zur Laufleistung sind mit $r = .89$ sehr hoch.

Tab.: 5_U4_3: Laufleistung in Form der zurückgelegten Strecke

	Mittlere Laufstrecken	**Std. Dev.**
Leistung (m)	1.150	600

Die zu Beginn erstellte Arbeitshypothese **Hypothese 2** muss für die Bedingungen, unter denen das Ermüdungsverhalten bei Laufbewegungen in der vorliegenden Arbeit untersucht wurde, zurückgewiesen werden.

6 Diskussion der Ergebnisse

6.1 Bedeutung der ischiocruralen Muskulatur

6.1.1 Regulation bei Geschwindigkeitserhöhung und Steigung

In insgesamt 4 Untersuchungen, mit unterschiedlichen methodischen Ansätzen, wurde den aufgestellten Fragestellungen und Hypothesen nachgegangen.

Hierbei konnten in einem ersten Untersuchungsansatz, zur Aufklärung der Bedeutung der ischiocruralen Muskulatur bei Laufbewegungen, die externen Randbedingungen wie Geschwindigkeit und Steigung systematisch variiert werden (n=12).

Wie bei allen nachfolgenden Untersuchungen wurden die Innervationsmuster mittels EMG, die Bewegungstechnik mit Goniometer und eingelegter Drucksohle kontrolliert und der Stoffwechsel untersucht.

Die Ergebnisse dieser Untersuchungen weisen darauf hin, dass es neben den erwarteten Erhöhungen der Innervation, zu einem Funktionswechsel des zweigelenkigen M. rectus femoris kommt. Die anfänglich hohe Beteiligung des m. rectus fem. an der Gesamtaktivität während der Stützphase, wird im Zuge der Geschwindigkeitserhöhung (Treatment 1) und bei der Zunahme der Steigung (Treatment 2) deutlich reduziert. Der Grund für diesen Rückgang ist der Funktionswechsel zugunsten der Aktivität während der sich anschließenden Flugphase. Im Zuge einer sukzessiven Steigerung der Innervation in der Flugphase bei zunehmender Geschwindigkeit und Steigung, baut sich die neuronale Aktivität während Bodenkontakt ab.

Ebenfalls signifikant tritt die Aktivitätszunahme der ischiocruralen Muskulatur bei zunehmender Geschwindigkeit in Erscheinung. Selbst bei einer nur moderaten 10%igen Steigung kann vergleichbares jedoch nichtsignifikantes Verhalten registriert werden.

Insofern bleibt festzuhalten, dass die proximal gelegenen, zweigelenkigen Muskeln, offensichtlich bei Adaptation an unterschiedliche Laufgeschwindigkeiten, als auch an der Regulation bei unterschiedlichen Steigungen einen höheren Stellenwert einnehmen, als die bisher so stark fokussierten Beinextensorenmuskeln.

Neben der kontinuierlichen Geschwindigkeitsvorgabe die durch ein Laufband oder auch im Feldversuch gesetzt werden kann, ist die im Sport häufigste Art einer kontinuierlichen Geschwindigkeitsveränderung das Beschleunigungsverhalten zu untersuchen. Diese Betrachtungsweise soll zusätzlichen Aufklärungswert in der funktionellen Bedeutung einzelner Muskelgruppen an Laufbewegungen geben.

Die dem sportpraktischen Bezug näher liegende Geschwindigkeitszunahme äußert sich zumeist in Form einer Beschleunigung. Die kontinuierliche Geschwindigkeitszunahme konnte schon 1975 von DILLMANN als defizitärer Bereich in der Laufforschung dargestellt: "At the present time very little is known about the rapid adjustments maid by runners as they accelerate continously from one speed to another"; resümierend stellt er fest, dass "... the pattern of movements utilized to accelerate through a range of velocities is _different_ from the pattern employed to run continuously at specific velocities within this range " (Hervorhebung durch den Verfasser).

Um den Einfluss der kontinuierlichen Geschwindigkeitszunahme auf die biomechanischen und neurophysiologischen Parameter zu untersuchen, wurden von FRICK et al. 1995 maximale beschleunigende Läufe über 30m durchgeführt. Entsprechend den Anforderungen in der Leichtathletik und in den Spielsportarten kommen unterschiedliche Ausgangsbedingungen für den Beginn der Läufe zur Anwendung. Zusätzlich sollte der Einfluss von guten und schlechten Läufern in das Design aufgenommen werden.

Hierzu wurden insgesamt 10 Versuchspersonen untersucht, die sich aus 5 Sprintern und 5 Sportstudenten zusammensetzen.
Von jeder Versuchsperson wurden drei bis fünf Sprints aus zwei Startpositionen durchgeführt / Hoch und Tiefstart. Daraus ergibt sich pro Proband eine 6-10 malige 30m-Sprintbelastung. Aufgrund dieser Tatsache wurde auf ausreichende Erholung zwischen den Starts geachtet. Die Reihenfolge, mit der man Hoch- und Tiefstarts durchführte, wurde randomisiert um etwaige Reihenfolgeeffekte zu vermeiden.

Zur Kontrolle der Bewegungsgeschwindigkeit wurden alle 5 m Doppellichtschranken aufgebaut. Der Start erfolgte für die Bedingung Tiefstart aus einem wettkampfgerechten Startblock heraus. Die Zeitnahme startete nach Verlassen des Blocks. Der Hochstart erfolgte aus einer Schrittstellung heraus von einer Kontaktmatte. Die Zeitnahme begann nach Verlassen des vorderen Beins.

Die Untersuchungen von FRICK et al. (1995) zeigen im Zuge einer kontinuierlichen Beschleunigung aus den Startbedingungen "Tief- und Hochstart", dass die ischiocrurale Muskulatur mit zunehmender Beschleunigung mehr an Bedeutung gewinnt, während die zu Beginn eines Sprints hoch aktiven Beinextensorenmuskeln weniger stark innervieren. Die proximal gelegene ischiocrurale Muskulatur reguliert zusammen mit den Hüftbeugern die Bewegungsfrequenz. Diese ist für die Geschwindigkeitserhöhung in kontinuierlicher (FRICK et al. 1995) als auch in diskontinuierlicher Form (Kapitel 5.1) zwingend notwendig.

Insofern sollte die starke Fokussierung des Trainingprozesses auf die Beinextensoren revidiert, bzw. auf die Hüftbeuge- und streckmuskulatur erweitert werden.

6.1.2 Vergleich Laufband vs. Normallaufen

Die überproportionalen Zunahmen der Aktivitäten von M. rectus femoris in der Flugphase und der ischiocruralen Muskelgruppe vor und während des Bodenkontakts im Vergleich zu den Beinextensoren, verweisen auf die artifiziellen Bedingungen des Laufbandlaufens. Unter ermüdenden Bedingungen sind beim Laufbandlaufen nur noch zwei Dinge von entscheidender Bedeutung. Innerhalb der zeitlich-räumlich zwanghaft auferlegten Bewegungsstruktur ist die Frequenzgenerierung entscheidend. Aus diesem Grund sind schwergewichtig diejenigen Muskelgruppen an der Ermüdungsregulation beteiligt, die die Beine alternierend schnell nach vorne bringen und auf das Laufband setzen.

Da das Laufband auch während des Stützes unter dem Läufer nach hinten bewegt wird, ist die Zunahme des Innervationsaufwandes zur Ermüdungsregulation in dieser Bewegungsphase weniger stark ausgeprägt als unter Feldbedingungen. Entsprechende Hinweise ergaben bisherige Vergleiche von ermüdenden Läufen auf dem Laufband und auf Tartan bei identischen Geschwindigkeiten von 6m/s, da einige Probanden der o. g. Untersuchungen an beiden Treatments teilnahmen.

Verlängerungen der Stützzeiten, wie sie bei den "Rechtverschiebern" festgestellt wurden, sind deutlich geringer ausgeprägt als bei den Drop-Jump-Bedingungen von Frick (1993). Dies ist nicht weiter verwunderlich wenn man sich vor Augen hält, dass bei Verlängerungen der Stützzeiten auf dem Laufband von nur 10% (ca. 15ms), bei einer Geschwindigkeit von 6 m/s, eine rückwärtsgerichtete Verschiebung des Läufers auf dem Laufband während 20 Schritte, von kumuliert 1,8m resultiert.

Unter Feldbedingungen zeigte sich, dass in der Stützphase die Impulsgenerierung, für den in Laufrichtung weisenden Abdruck des Stützbeines, entscheidend an der Ermüdungsregulation beteiligt ist. Hiernach kann durch eine deutlich stärkere Innervationszunahme der Hüftextensoren vor und in der Stützphase, auf eine ziehende Komponente der ischiocruralen Muskulatur geschlossen werden. Dies steht in guter Übereinstimmung mit den Modellen einer "ziehenden Wirkung der Ischiocruralen Muskulatur von WASER (1985) und WIEMANN (1986,1989 1992). WANK et al. (1998) bestätigen in ihren Untersuchungen, dass der kniestreckende m. vastus lateralis unter den Bedingungen des Laufbandlaufens weniger Aktivität aufweist, als unter den Bedingungen des Normallaufens. Dies erklären die Autoren mit einem geringeren vertikalen Hub beim Laufbandlaufen.

Plausibilitätsüberlegungen führen dazu, dass beim Laufbandlaufen durch eine rückwärtige Bewegung des Fußes während der Stützphase eine ziehende Komponente der i.M. minimiert sein müsste. Dies kann von WANK et al. (1998) jedoch nicht bestätigt werden, da die Autoren eher eine Zunahme der EMG-Aktivität feststellen konnten. Die höhere Innervation der i.M. während der Stützphase wird mit einer größeren Vorneigung des Rumpfes erklärt.

6.2 Ermüdungsbedingte Veränderungen

6.2.1 Laufbandlaufen

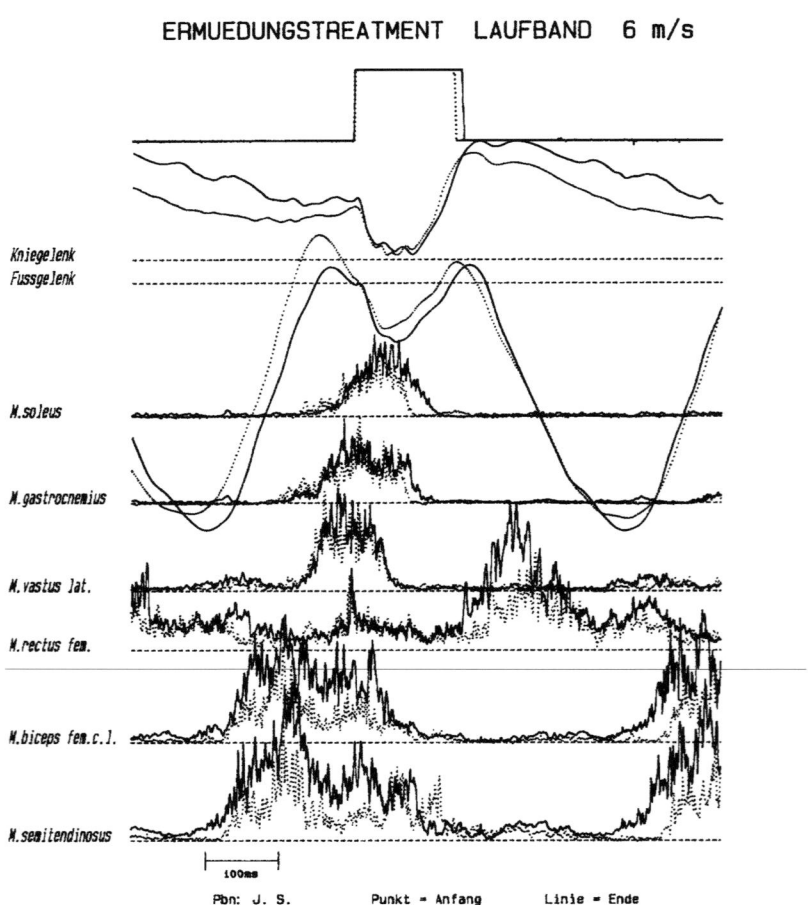

Abb. 6.2.1_1: Originalableitungen einer Versuchsperson, die bei Ermüdung mit einer Rechtsverschiebung der Innervationsmuster am M. triceps surae reguliert. Auffällig ist die starke Innervationserhöhung von M. biceps fem. und M semitendinosus vor- bzw. während Bodenkontakt, als auch beim M. rectus femoris in der Flugphase.

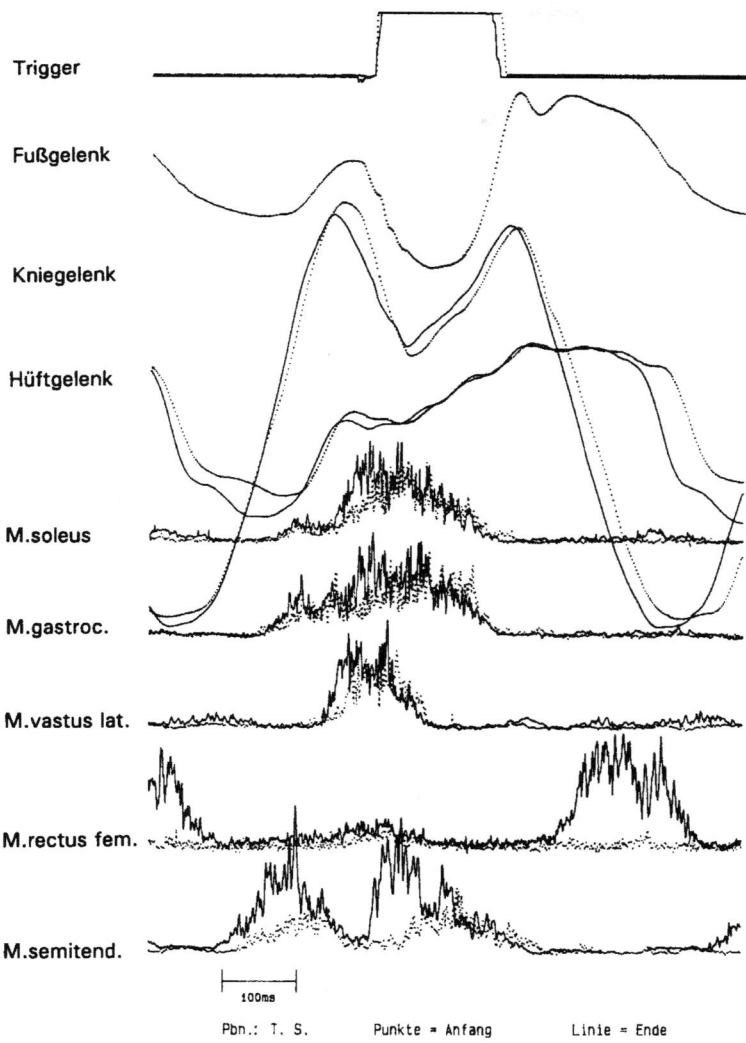

Abb. 6.2.1_2: Originalableitungen einer Versuchsperson, die bei Ermüdung mit einer Linksverschiebung der Innervationsmuster an allen erfassten Muskeln reguliert. Auffällig ist die starke Innervationserhöhung von M. semitendinosus vor- bzw. während Bodenkontakt, als auch beim M. rectus femoris in der Flugphase. Auffällig ist die zweigipflige Segmentierung der Innervation von M. semitendinosus.

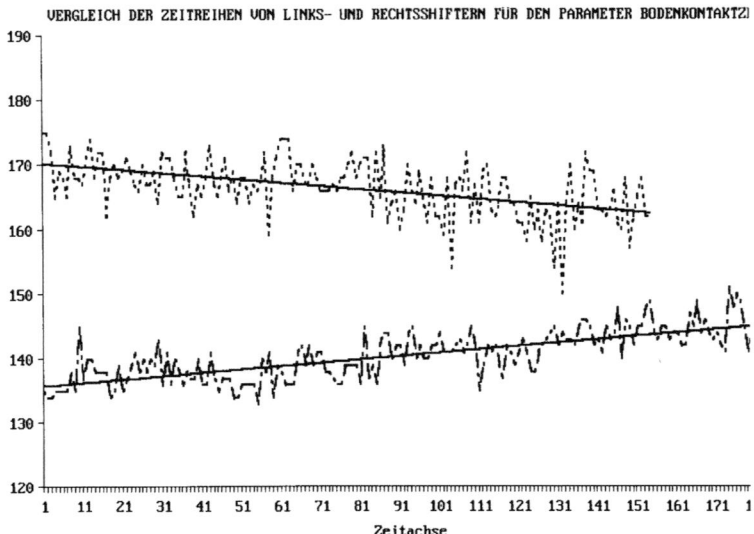

Abb. 6.2.1_3: Regulationsverhalten der Bodenkontaktzeiten von Links- (Punktlinie) und Rechtsshiftern (Strichlinie) bei ermüdenden Läufen auf dem Laufband mit 6m/s bis zur Erschöpfung.

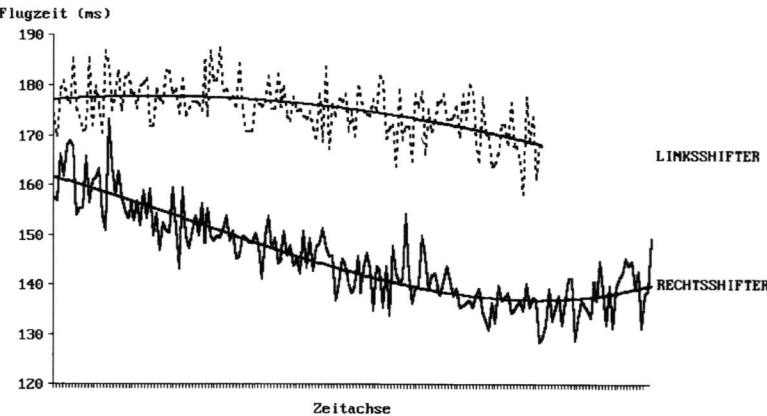

Abb. 6.2.1_4: Regulationsverhalten der Flugzeiten von Links- und Rechtsshiftern bei ermüdenden Läufen auf dem Laufband mit 6m/s bis zur Erschöpfung.

Die ermüdungsbedingten Verschiebungen im Innervationsmuster der verschiedenen Regulationstypen lassen sich nach außen anhand der Bodenkontaktzeiten darstellen. Die Veränderungen in den Bodenkontaktzeiten, die sich bei eintretender Ermüdung zeigen, können Aufschluss darüber geben, wie lange und in welchem Ausmaß der Organismus in der Lage ist, die geforderte Bewegungsgeschwindigkeit muskelmechanisch zu kompensieren.

Verlängerungen der Kontaktzeiten weisen bei konstanter Laufgeschwindigkeit auf ein verändertes Innervationsprogramm hin, da die gleiche, von außen vorgegebene Leistung (Geschwindigkeit), in einem anderen zeitlichen Rahmen generiert werden muss. Konkret würde das eine Mehraktivität für die gleiche Leistung bedeuten und zwangsläufig zu einem höheren Energieaufwand führen.

Verkürzungen der Kontaktzeiten deuten auf ein ökonomischeres Innervieren der Muskulatur hin, da die gleiche äußere Arbeit mit einem größeren Anteil an gespeicherter elastischer Energie, bewältigt werden kann. Generell gesehen folgt die Verkürzung der Bodenkontaktzeiten einem Optimaltrend.

Neben einer Anpassungsform die neben einer Aktivitätszunahme nur geringe Schwankungen des Innervationsmusters aufweist, lassen sich beide o. g. Extremformen im Regulationsverhalten beim ermüdenden Laufbandlaufen nachweisen.

Insofern können die Resultate von FRICK (1993), der das Ermüdungsverhalten im DVZ bei beidbeinigen Sprüngen mit unterschiedlichen Anpassungsvarianten beschreibt, für das Laufbandlaufen bestätigt werden. Die Rechtsverschiebungen im Innervationsmuster nach GOLLHOFER (1989) sind sehr wahrscheinlich auf die speziellen Ermüdungsbedingungen beim Marathonlaufen zurückzuführen. Offensichtlich erscheint hierbei, dass der

Mensch auf kurze und intensive Ermüdungsreize anders reagiert, als auf langandauernde weniger intensive Ermüdungsreize.

6.2.2 Normallaufen

Die bewegungswissenschaftlich orientierte Ermüdungsforschung beim Laufen fokussierte bisher ausschließlich Parameter (z. B. Schrittlänge, Fuß-, Knie- und Hüftgelenkswinkel), die ein Abbild der Lauftechnik in Bewegungsrichtung darstellen (ZACZIORSKIJ, 1989; BATES & HAVEN, 1974). Hierbei wird jedoch eine dreidimensionale Bewegung nur in zwei Ebenen dargestellt. Die Lateralkomponenten der Laufbewegung und deren ermüdungsbedingte Veränderungen sind nur unzureichend untersucht. Aus Plausibilitätsgründen kommt man zu der Annahme, dass das orthogonal zur Laufrichtung gerichtete Schrittstrukturmerkmal Spurbreite, ähnliche unökonomische Ausprägungen aufzeigt wie die Schrittlänge und die Schrittfrequenz (BATES & OSTERNIG, 1977).

Nach Aussagen von LÜCHTENBERG (1987) und ZACZIORSKIJ (1989) kommt es in der Start- und Zielphase zu signifikant höheren Geschwindigkeiten. Infolge dessen könnten die Veränderungen der Schrittstrukturmerkmale sowohl durch die Geschwindigkeitsänderung, als auch durch die Ermüdung bedingt sein. KEHM (1993) berichtet von signifikanten Veränderungen der Schrittstrukturmerkmale Schrittlänge, Doppelschrittlänge, Aufsatzwinkel bei ermüdenden 800 und 1500m-Läufen. Er merkt jedoch an, dass es im Endabschnitt des 1500m-Laufs zu einer deutlichen Geschwindigkeitserhöhung kommt. Damit einhergehend kommt es auf dem Zielabschnitt zu einer Umkehrung der ermüdungsbedingten Veränderungen. Die Schritt- und Doppel-Schrittlängen sowie die Aufsatzwinkel nehmen die Eingangswerte an. Aussagen zur Schrittfrequenzänderung liegen nicht vor.

Die Resultate der Ermüdungsstudien U3 und U4 zeigen, unter den Bedingungen einer konstanter Geschwindigkeitsvorgabe von 6m/s bis zur Erschöpfung, neben den Reduktionen der Schrittlängen, eine Erhöhung der Schrittfrequenzen verbunden mit Zunahmen der Spurbreiten und Veränderungen der Aufsatzwinkel. Neben den dargestellten Abhängigkeiten von Gegen- und Rückenwind auf die Schrittstrukturmerkmale lassen sich bei ermüdenden Mittelstreckenläufen im Innervationsmuster weder eindeutige Rechtsshifter (vgl. GOLLHOFER, 1989) noch Linksshifter (FRICK, 1993) nachweisen. Die zu erwartenden Verschiebungen im Innervationsmuster in die eine oder andere Richtung, lassen sich mit dem gesetzten Ermüdungstreatment nicht provozieren.

Zur Identifizierung von unterschiedlichen Regulationstypen wurde von einer gruppenanalytischen Betrachtungsweise abgegangen und Einzelanalysen vorgenommen.
Auch hierbei konnten die eingangs erwähnten Regulationstypen, die FRICK (1993) bei ermüdenden Nieder-Hoch-Sprüngen aufgezeigte, bei ermüdenden Läufen nicht nachgewiesen werden.
Der Nachweis dieser Regulationstypen beschränkte sich jedoch nur auf die Beinextensoren M. soleus, M. gastrocnemius und M. vastus lat. und auf die Bedingungen des Laufbandlaufens. Unterschiedliche Regulationstypen, die die Hüftbeuge- und -streckmuskeln einbeziehen sind aufgrund der einheitlichen Anpassungsrichtung nicht feststellbar.

6.3 Abschließende Diskussion der Ergebnisse

Analysiert man die biomechanisch orientierte Ermüdungsforschung bei Laufbewegungen genauer, lässt sich sehr leicht feststellen, dass überwiegend kinematische und dynamische Merkmalsveränderungen untersucht wurden.
Diesen liegen jedoch neurophysiologische Anpassungsphänomene zugrunde, die bisher sowohl in qualitativer als auch in quantitativer Hinsicht nicht ausreichend untersucht wurden. In diesem defizitären Bereich lassen sich zudem gegensätzliche Resultate aufzeigen, die zum besseren Verständnis näher beschrieben werden.

GOLLHOFER et al. (1989,) konnten nach einem Marathonlauf Rechtsverschiebungen in den Innervationsmustern der Beinextensorenmuskeln feststellen. Entsprechend verlängerte Bodenkontaktzeiten konnten aufgezeigt werden. Dieses Regulationsverhalten wird mit einem sich verschlechternden reaktiven Bewegungsverhalten erklärt, welches die Autoren maßgeblich auf die reduzierte Muskelstiffness zurückführen.

In Ergänzung zu diesem einseitig gerichteten Anpassungsverhalten konnte FRICK (1993) bei ermüdenden submaximalen Drop-Jumps, auch ein entgegengesetztes Innervationsverhalten (Linksverschiebung) nachweisen.
Der Nachweis gegensätzlicher Regulationstypen auch bei ermüdenden Laufbewegungen hat sowohl für die Leistungsdiagnostik, als auch für die Trainingssteuerung weitreichende Konsequenzen.

Durch Zunahme der Muskelaktivität in den frühen Zeitphasen (PRE + LAT) und der daraus resultierenden höheren Muskelstiffness, kann das tendomuskuläre System, in der exzentrischen Bewegungsphase, einen größeren Anteil an elastischer Energie speichern. Hierzu trägt zusätzlich die potenzierte Reflexausprägung in der REF-Phase bei, die mechanisch hoch wirksame Zusatzaktivität in den Muskel einbringt.

Durch diese günstige Innervationsgestaltung kann einer hohen Muskellängenänderung entgegengewirkt werden und bei gleichbleibender Bewegungsamplitude mehr Längenänderung der Sehne auferlegt werden.

Da Sehnen nahezu idealelastisches Verhalten zeigen, kann somit mehr elastische Energie in der exzentrischen Bewegungsphase gespeichert werden, die dann in der anschließenden konzentrischen Phase wieder freigesetzt werden kann. Somit bedarf es eines reduzierten Innervationsaufwandes in der späten funktionellen Zeitphase LER.

Resultate über den geringeren Sauerstoffverbrauch bei exzentrischer gegenüber konzentrischer Arbeitsweise bestätigen zusätzlich die günstigere Innervationsanpassung einer Linksverschiebung, da unter ermüdenden Bedingungen weniger Innervationsanteile in der konzentrischen Bewegungsphase eingebracht werden müssen als zuvor.

Die in den bisherigen Ermüdungsstudien untersuchten Beinextensorenmuskeln bilden nur einen Teil der an der Laufbewegung beteiligten Muskeln ab. Aufgrund der vorliegenden Resultate über das Innervationsverhalten bei Laufbewegungen unter variierenden Bedingungen, muss eine erweiterte Sichtweise gefordert werden, die die Hüftbeuge- und streckmuskulatur mit einschließt.

Nach den Resultaten der ersten Studie, die sich mit der Bedeutung der ischiocruralen Muskelgruppe (i.M.) bei Laufbewegungen beschäftigte, kann gefolgert werden, dass Modulationen im EMG-Muster hauptsächlich in den zweigelenkigen Anteilen der i.M. stattfinden.

Den o. g. Muskeln kommt ein wesentlicher Anteil an der Vortriebsgenerierung zu. Dies gilt sowohl für die Adaptation an unterschiedliche Steigungen und Geschwindigkeiten, als auch für die Ermüdungsregulation.
Die Veränderungen der synergistisch arbeitenden Beinextensoren (m. soleus; m. gastrocnemius; m. vastus lateralis), die bei der Variation der Geschwindigkeit und der Steigung auftraten, unterliegen ausschließlich quantitativen Kriterien.

Wesentliche qualitative und auch quantitative Veränderungen im Innervationsmuster vollziehen sich im M. rectus femoris (Hüftbeugung) und in Musculi biceps femoris c. l. und semitendinosus. Dies gilt sowohl für die Stütz- als auch für die Flugphase.
Die in der Literatur dargestellte gleichsinnige Aktivierung der medialen und lateralen Anteile der i.M. kann nicht bei allen Versuchspersonen festgestellt werden. Schon im unermüdeten Zustand lassen sich qualitativ unterschiedliche Innervationsmuster nachweisen. Die wohl augenscheinlichste Differenz liegt in einer ein-gipfligen versus zwei-gipfligen Aktivität. Im Zuge der eintretenden Ermüdung tritt dann zumeist eine Verschmelzung der zwei Aktivitätsgipfel auf, bzw. eine Aufsplittung der ein-gipfligen Aktivität in zwei getrennte Aktivierungen.

Auffällig ist bei allen Probanden die starke gleichsinnige Aktivitätserhöhung der primär zweigelenkigen Muskulatur der Hüfte (m. rectus femoris, m. biceps femoris c. l., m. semitendinosus), wobei die an der Fuß- und Kniestreckung beteiligten Muskelgruppen nur geringe Veränderungen aufweisen.

Die drei Regulationstypen (Gültigkeitsbereich nur für die Beinextensoren M. soleus; M. gastrocnemius; M. vastus lateralis), die bei Nieder-Hoch-

Sprüngen bis zur Erschöpfung (FRICK, 1993) und bei ermüdenden Läufen auf dem Laufband (Kapitel 5.2.1) aufgezeigt werden konnten, lassen sich beim Laufen auf der Tartanbahn nicht eindeutig extrahieren. Nach den Einteilungskriterien (±10%) von FRICK (1993) ist lediglich ein Anpassungstyp bei ermüdenden Läufen auf dem Tartan nachweisbar:

Regulationstyp 0 verändert sein Innervationsmuster nicht; die Bodenkontaktzeiten bleiben nahezu konstant.

Bei einigen Probanden des Regulationstyps 0 kann jedoch eine Linksverschiebung des M. vastus lat. festgestellt werden, obwohl sich in den EMG-Mustern des Triceps surae keinerlei Verschiebungen einstellten.

Weiterführende Überlegungen womit sich dieses Phänomen erklären ließe lassen den Schluss zu, dass die Kniestrecker zu Beginn des Ermüdungstreatments offensichtlich "Innervationsreserven" hatten. Die optimale Stiffnesseinstellung erfolgte zu Beginn des Laufes offensichtlich nur an der Wadenmuskulatur. Im unermüdeten Zustand war diese Einstellung zur Generierung der vorgegebenen Geschwindigkeit ausreichend. Mit zunehmender Ermüdung scheint innerhalb der Muskelsysteme am Fuß-, Knie- und Hüftgelenk, die Anteiligkeit an der Generierung der Fortbewegungsgeschwindigkeit zu wechseln.

Zusätzlichen Erklärungswert hat die Tatsache, dass die meisten Probanden zuerst mit der Ferse bzw. mit dem Mittelfuß auf den Boden aufsetzten. Dies lässt sich anhand der Fußgelenksverläufe zu Beginn der Stützphase nachweisen. Hierbei unterliegt die Wadenmuskulatur einer, im Vergleich zum Sprung und dem Laufbandlaufen (beim Laufbandlaufen wurde ausschließlich auf dem Ballen gelaufen) anders gearteten Beanspruchung. In der initialen Phase des Bodenkontakts wird das Fußgelenk, unter Kontrolle des M. tibialis anterior, passiv gestreckt. Infolgedessen erfährt die Wadenmuskulatur nicht die ausgeprägte initiale Längung wie bei den Sprüngen oder bei schnellen Sprints. Dies scheint mit ein Grund zu sein, dass bei ermüdenden Mittelstreckenläufen am m. tricps surae keine eindeutige Linksverschiebung feststellbar ist.

Das Aufzeigen einer Linksverschiebung am M. vastus lat. berechtigt jedoch Zweifel an der Nichtexistenz einer generellen Linksverschiebung.

Um letztendlich prüfen zu können, ob es diese paradox erscheinende Innervationsmodulation einer Linksverschiebung der EMG-Muster bei ermüdenden Laufbewegungen gibt, sollten weitere Untersuchungen (z.B. bei einem 400m-Lauf) durchgeführt werden.

7. Zusammenfassung

Die vorliegende Arbeit wurde durch widersprüchliche Aussagen in der Literatur bezüglich des Regulationsverhaltens auf Ermüdung, als auch durch die aktuelle theoretische Diskussion über der Funktionsweise der ischiocruralen Muskulatur angeregt (vgl. WASER, 1985; WIEMANN, 1986, 1989, 1992). Der erste Teil der Untersuchungen beschäftigte sich mit der systematischen Variation der Bedingungen unter denen Laufbewegungen stattfinden können. Hierbei konnten die Auswirkungen auf die Bewegungstechnik und das Innervationsverhalten durch Geschwindigkeitsmodulationen zwischen 3m/s und 6m/s und Läufe gegen eine 10%ige Steigung untersucht werden. Nach Aussagen in der Literatur (DILLMANN, 1975; WINTER, 1979; WILLIAMS, 1985) sind hierbei die größten Modulationen zu erwarten. Infolge dieses empirischen Ansatzes sollte die, mittels Modell propagierte, Bedeutung der o. g. Muskelgruppe überprüft werden.

Während die Ermüdungsregulation bei isometrischen und konzentrischen Muskelaktionsformen sehr gut untersucht wurde, stehen nur wenige Erkenntnisse zum Ermüdungsverhalten im Dehnungs-Verkürzungs-Zyklus (DVZ) zu Verfügung. Die Eigenständigkeit dieser Muskelaktionsform konnte mehrfach aufgezeigt werden (GOLLHOFER, 1987a; FRICK, 1993; uva). Die einzelnen Resultate der bisher bestehenden Theorie über das Ermüdungsverhalten beim DVZ sind bei unterschiedlichen Lauf- und Sprungbewegungen gewonnen worden (KIM, 1988; GOLLHOFER et al., 1989; KANEKO & FUCHIMOTO, 1991; FRICK, 1993), sodass eine allgemeingültige Aussage über das Regulationsverhalten bei eintretender Ermüdung im DVZ derzeit nicht formuliert werden kann.

Die Anpassungen bei eintretender Ermüdung zeigen sowohl eine Verschiebung des Innervationsmusters nach links als auch nach rechts. Dieses gegenläufige Regulationsverhalten wird von FRICK (1993) als ein generelles neurophysiologisches Anpassungsverhalten auf Ermüdung interpretiert, mit der Konsequenz unterschiedliche Regulationstypen zu postulieren.

Da bisher eine Linksverschiebung nur an ermüdenden Sprüngen nachgewiesen werden konnte, blieb bisher offen, ob dieses Innervationsverhalten als Anpassung auf ermüdende Laufbewegungen existiert. Ein entscheidender Unterschied in der Bewegungsausführung der beiden o. g. sportlichen Bewegungen, ist die ein- (Lauf) bzw. beidbeinige (Drop-Jump) Innervation der beteiligten Muskelgruppen.

Ob ein Erklärungsansatz für die gegensätzlichen Regulationstypen hierin begründet sein könnte, lässt sich nur durch weitere Laufstudien untersuchen.
Bisherige neurophysiologisch ausgerichtete Ermüdungsstudien des Laufverhaltens konzentrierten sich zum einen ausschließlich auf 400m und 800m Läufe und zum anderen auf Marathonläufe. Die Bereiche zwischen diesen Extrembelastungen (Mittelstreckenbereich) sind hinsichtlich des Innervationsverhaltens auf Ermüdung gar nicht untersucht. Dies könnte zu der Annahme führen, dass sich im submaximalen Geschwindigkeitsbereich eine Linksverschiebung nachweisen lässt.

Aus den bisher aufgeführten Aspekten, und um die gegensätzlichen Resultate einordnen zu können erschien es notwendig, dass Innervationsverhalten in komplexen Untersuchungsansätzen unter ermüdenden Bedingungen zu untersuchen.

In insgesamt 4 Untersuchungen, mit unterschiedlichen methodischen Ansätzen, wurde den formulierten Fragestellungen und Hypothesen nachgegangen. Hierbei konnten in einem ersten Untersuchungsansatz, zur Aufklärung der Bedeutung der ischiocruralen Muskulatur bei Laufbewegungen, die externen Randbedingungen wie Geschwindigkeit und Steigung systematisch variiert werden (n=12).

Wie bei allen nachfolgenden Untersuchungen wurden die Innervationsmuster mittels EMG, die Bewegungstechnik mit Goniometern am Fuß-, Knie- und Hüftgelenk und eingelegter Drucksohle kontrolliert und der Stoffwechsel mittels Kapillarblutentnahme untersucht.

Die Ergebnisse dieser Untersuchungen weisen darauf hin, dass neben den erwarteten Erhöhungen der Innervation, es zu einem Funktionswechsel des zweigelenkigen M. rectus femoris kommt. Die anfänglich hohe Beteiligung des m. rectus fem. an der Gesamtaktivität während der Stützphase, wird im Zuge der Geschwindigkeitserhöhung (Treatment 1) und bei der Zunahme der Steigung (Treatment 2) deutlich reduziert. Der Grund für diesen Rückgang ist der Funktionswechsel zugunsten der Aktivität während der sich anschließenden Flugphase. Im Zuge einer sukzessiven Steigerung der Innervation in der Flugphase bei zunehmender Geschwindigkeit und Steigung, baut sich die neuronale Aktivität während Bodenkontakt ab.

Ebenfalls signifikant tritt die Aktivitätszunahme der ischiocruralen Muskulatur bei zunehmender Geschwindigkeit in Erscheinung. Selbst bei einer nur moderaten 10%igen Steigung kann vergleichbares Verhalten registriert werden.

Insofern bleibt festzuhalten, dass die proximal gelegenen, zweigelenkigen Muskeln, offensichtlich bei Adaptation an unterschiedliches Laufgeschwindigkeiten, als auch an der Regulation bei unterschiedlichen Steigungen einen höheren Stellenwert einnehmen, als die bisher so stark fokussierten Beinextensorenmuskeln.

In einem weiteren Untersuchungsgang zur Analyse des Ermüdungsverhaltens wurde ein Laborexperiment durchgeführt. 12 Läufer liefen, nach entsprechender Präparation der Messsensoren auf der Haut, auf dem Laufband bei einer Geschwindigkeit von 6m/s bis zur Erschöpfung. Die Analyse der biomechanischen und neurophysiologischen Kennwerte zeigte sehr deutlich, dass die unterschiedlichen Regulationstypen nach FRICK (1993) sich auch beim Laufen auf dem Laufband aufzeigen lassen. Desweiteren konnten bedeutende Anpassungen der proximal gelegenen zweigelenkigen Hüftbeuge- bzw. -streckmuskeln (m. rectus femoris und m. semitendinosus und m. biceps fem. c .l.) bei eintretender Ermüdung festgestellt werden.

Der hohe Stellenwert der hüftgelenksumspannenden ischiocruralen Muskulatur, als auch des m. rectus femoris an der Regulation bei Laufbewegungen bei unterschiedlichen Bedingungen, konnte in zwei weiteren Untersuchungen (je 12 Probanden) beim freien Laufen auf der Tartanbahn (U3) und in der Halle (U4) bestätigt werden. Diese Resultate sind in der Literatur bisher nicht aufgezeigt worden. Die von FRICK (1993) aufgezeigten unterschiedlichen Regulationstypen bei ermüdenden Drop-Jumps, konnten bei Laufbewegungen in den Untersuchungen U3 und U4 nicht festgestellt werden. Allerdings muss angemerkt werden, dass in einigen Fällen, die Vielfalt des neuronalen Anpassungsvermögens bei ermüdenden Laufbewegungen erstaunlich ist.

Regulationen, wie die Erhöhung der Stiffness des m. vastus lat. durch eine Aktivitätsverschiebung nach links in die frühe exzentrische Bewegungs-Phase, gehen einher mit dem offensichtlichen Zusammenbruch der Stiffness am m. gastrocnemius und m. soleus. Ein theoretisch denkbares Ermüdungsverhalten innerhalb eines DVZ, ist die Erhöhung der musclestiffness um den Verlust der kontraktilen Eigenschaften durch überwiegend periphere Ermüdungsprozesse, auszugleichen. Ist dieser Mechanismus für die distalen Muskelgruppen ausgeschöpft, könnten in einem nachgeschalteten neuronalen Anpassungsprozess, die proximalen Muskelgruppen eine Stiffness-Erhöhung erfahren. Diese Regulationen konnte gruppenstatistisch jedoch nicht nachgewiesen werden.

Die prozessorientierte Darstellung der Innervationsveränderungen in Form von Einzelfallstudien, eröffnet einen nicht immer linearen Verlauf zur Erhöhung, Erniedrigung bzw. Verschiebung der neuronalen Aktivitäten. Vielmehr scheint ein stetiger Wechsel der Ressourcen bei eintretender Ermüdung in biologischen Systemen statt zu finden, damit die Gefahr einer zu intensiven Inanspruchnahme eines Elements innerhalb der Vollzugskette vermieden wird. Hierdurch kann die geforderte Leistung länger aufrecht erhalten werden. Der Erhalt eines stereotypen Laufstils bei eintretender Ermüdung erscheint insofern unökonomisch.

In der Trainingspraxis sollten diese Erkenntnisse und der hohe Stellenwert der Hüftbeuge- und -streckmuskulatur direkt umgesetzt werden; insbesondere gilt dies für die Leistungsgenerierung bei ermüdenden Laufen, als auch bei Laufbewegungen generell.

In Anbetracht der starken Anforderungen die bei Laufbewegungen an die ischiocrurale Muskulatur gestellt werden, ist im Sinne einer

Verletzungsprophylaxe darauf zu achten, dass ein ausgewogenes Verhältnis zwischen den muskulären Eigenschaften innerhalb der kompletten Beinachse besteht (FRICK et al., 1995)

In Spielsportarten, insbesondere im Fußball, unterliegt die ischiocrurale Muskulatur einer permanenten Stresssituation, da zu den regelmäßig durchzuführenden kontinuierlichen Geschwindigkeitsvariationen und den ermüdungsbedingten Inanspruchnahmen, beim Torschuss starke exzentrische Beanspruchungen zur Entschleunigung des Unter- und Oberschenkels hinzukommen.

8 LITERATURVERZEICHNIS

ADRIAN, M.; KREIGHBAUM, E.: Mechanics of Distance-Running during Competition. Medicine and Sport, Vol. 8: Biomechanics III (Karger, Basel), 1973, S. 354-358.

ALLUM, J.H.J.: Responses to load disturbance in human shoulder muscles: the hypothesis that one component is a pulse test information signal. Exp. Brain Res. 22, 1975, S. 307-326.

AMAR, J.: The human motor. Or the scientific foundation of labor and industry. 1920, New York., E.P.Dutton.

ANTONI, M.; SCHMIDTBLEICHER, D.; DIETZ, V.: Möglichkeiten der schnellen Innervationskorrektur beim Laufen durch den spinalen Dehnungsreflex. Leistungssport 9, Jörg. Nr. 6, 1979, S. 428-432.

AURA, O.; KOMI, P.V.: The mechanical efficiency of pure positive and pure negative work with special reference to the work intensity. Int. J. Sports Med. 7, 1986, S. 44-49.

BACKHAUS, K.; ERICHSON, B.; PLINKE, W.; WEIBER, R.: Multivariate Analysemethoden, 7. Aufl., Springer Verlag, 1993.

BALLREICH, R.: Weg- und Zeitmerkmale von Sprint-Bewegungen. Berlin/München/Frankfurt, Verlag Bartels & Wernitz, Sportwissenschaftliche Arbeiten Bd.1, 1969.

BALLREICH, R; GABEL, H.: Einfluss von Schrittlänge und Schrittfrequenz auf die Laufzeit in Sprintdisziplinen. In: Leistungssport (5), 1975, S. 346-351.

BASMAJIAN, I.V.: The present status of electromyographic kinesiology. Medicine and Sport, Bd. 2: Biomechanics I, Basel New York: Karger, 1968, S. 110-122.

BATES, B.T.; HAVEN, B.H.: Effects of fatigue on the mechanical characteristics of highly skilled female runners. Biomechanics IV b, 1974, S. 121-125.

BATES, B.T.; OSTERNIG, L.R.: Fatigue effects in running, In: Journal of Motor Behavior, Vol. 9, No. 3, 1977, S. 203-207.

BIGLAND-RITCHIE, B.; WOODS, J.J.: Integrated EMG and oxygen uptake during dynamic contraction of human muscles. Journal of Applied Physiology 36, 1974, S. 475-479.

BIGLAND-RITCHIE, B.; JONES, D.A.; WOODS, J.J.: Excitation frequency and muscle fatigue: electrical responses during human voluntary and stimulated contractions. Exp. Neurol. 64, 1979, S. 414-427.

BLANKSBY, B.A.: The biomechanics of running. Austr. J. Sports Med, 4(8), 1972, S. 34-40.

BLÜTHNER, R.; MENZEL, G., PIETSCHMANN, M.; SEIDEL, H.: Online Averaging Verfahren mit automatischer EKG Ausblendung zur Gewinnung artefaktfreie EMG-Daten für phasenbezogene Untersuchungen repetitiver Bewegungsabläufe. Med. Sport, Berlin 28, 1988 H. 5, S. 154-157.

BORTZ, J.: Lehrbuch der empirischen Forschung. Springer Verlag, Berlin, Heidelberg, New York, Tokyo; 1984.

BORTZ, J.: Lehrbuch der Statistik, 2. Aufl., Springer Verlag, Berlin, Heidelberg, New York, Tokyo; 1985.

BOSCO, C.: Stretch-shortening cycle in skeletal muscle function. Studies in Sport, Physical Education and Health 15, University of Jyväskyla, 1982

BOSCO, C.; VITTORI, C.: Biomechanische Merkmale des Sprints während maximaler und supramaximaler Geschwindigkeit. Leistungssport, 1/1987, S. 41-43.

BRANDELL, B. R.: An analysis of muscle coordination in walking and running gaits. Medicine and Sport, Bd. 8, Biomechanics 111. Karger, Basel 1973, S. 278-287.

BRANDELL, B.R.; WILLIAMS, K.: An analysis of cinematography and electromyographic recordings of human gait. In: NELSON, R.; MOREHOUSE, C. (Eds): Biomechanics IV, Baltimore, University Park Press, 1974, S. 91-97.

BRÜGGEMANN, G.P.; HIRTHE, A.; KNICKER, A.; STEPPAT, CH.: Influence of fatigue on the rear foot motion and shock attenuation during normal running with different footwear. In: Book of abstracts, ISB-Congress XIIIth, 1991, S. 49-50.

CAVAGNA, G.A.; SAIBENE, F.P.; MARGARIA, R.: Mechanical Work in Running. Journal of Applied Physiology, 19, 1964, S. 249-256.

CAVAGNA, G.A.; KANEKO, M.: Mechanical work and efficiency in level walking and running. Journal of Physiology, 263, 1977, S. 467-481.

CAVANAGH P.R.; KRAM, R.: Mechanical and muscular factors affecting the efficiency of human movement. Medicine and Science in Sports and exercise, 17 (3), S. 326-331, 1985.

CAVANAGH, R.R.: Biomechanics of Distance Running, Human Kinetics Books, Champaign, Illinois, 1990.

CHAPMANN, A. E. Hierarchy of changes induced by fatigue in Sprinting. Can J. Appl. Sport Sci. 7(2), 1982, S. 116-122.

CHAPMANN, A.E.; CALDWELL, G.E.: Kinetic limitations of maximal sprinting speed, J. Biomechanics Vol. 16, No. 1, 1983, S. 79-83.

DEBRUNNER, H.U.: Qualitative electromyography by impulse frequency analysis. Medicine and Sport, Bd. 6: Biomechanics II Basel, New York: Karger 1971, S. 304-307.

DIETZ, V.: Neuronal Mechanisms of Human Locomotion. Journal of Neurophysiology, Vol. 42, No. 5, 1979, S. 1212-1222.

DIETZ, V.; NOTH, J.; SCHMIDTBLEICHER, D.: Interaction between preactivity and stretch reflex in human triceps brachii during landing from forward falls. J. of Physiol., 311, 1981, S. 113-125.

DIETZ, V.; QUINTERN, J.; BERGER, W.: Stumbling reactions in man: Significance of proprioceptive and pre-programmed mechanisms. In: J. Physiol. (London) 386, 1987, S. 149-163.

DILLMANN, Kinematic Analyses of Running. In: Exercise and Sports Sciences Review (3) 1975, S. 193-218.

ELFTMANN, H.: The work done by muscles in running. Amer. J. Physiol., 1940, v.129, S. 673-684.

ELLIOT, B.C.; BLANKSBY, B.A.: A cinematographical analysis of overground and treadmill running by males and females. Medicine and Science in Sports. Vol. 8, No. 2, 1976, S. 84-87.

ELLIOT, B.C.; BLANKSBY, B.A.: Biomechanical Analyses of the Male Jogging Action. In: Journal of Human Movement Studies, 1979a.

ELLIOT, B.C.; BLANKSBY, B.A.: The synchronization of muscle activity and body segment movement during a running cycle. Medicine and Science in Sports. Vol.11 No. 4, 1979b, S. 322-327.

ELLIOT, B.C.; ACKLAND, T.: Biomechanical effects of fatigue on 10.000m. Research Quarterly for exercise and sports, Vol. 52, No. 2, 1981, S. 160-166.

ELLIOTT, B.C.; RODERTS, A.D.: A biomechanical evaluation of the role of fatigue in middle-distance running. In: Canadian Journal of Applied Sports Sciences, 5 (4), 1980, S. 203-207.

FENN, W. 0: Frictional and kinetic factors in the work of sprint running. Am. J. Physiol. 92, 1930, S. 582-611.

FISCHER & BRAUNE 1889. In: CAVANAGH, R.R. (Ed): Biomechanics of Distance Running, Human Kinetics Books, Champaign, Illinois, 1990.

FRICK, U.: Kraftausdauer im Dehnungs-Verkürzungs-Zyklus. Dissertation, Frankfurt, Bundesinstitut für Sportwissenschaft, Bd. 13/93, 1993.

FRICK, U.; STUTZ, R.; SCHMIDTBLEICHER, D.: Veränderungen der Muskelaktivierung im Verlauf der initialen Beschleunigungsphase beim Laufen. Zur Publikation eingereicht 1995.

FRISHBERG, B.A.: An analysis of overground and treadmill sprinting. Medicine and Science in Sports and Exercise. 1983

FURUSAWA, K.; HILL, A.V.; PARKINSON, J.L.: The energy used in "Sprint" running. Proc. R. Soc. London, B102, 1927, S. 43-50.

GOHLITZ, D.: Die Technik im Mittel- und Langstreckenlauf. In: HESS, W.D.: Sprint, Lauf, Gehen. Sportverlag, Berlin, 1991, S. 107-119.

GOLLHOFER, A.: Belastungsvariation und motorische Koordination. Habilitationsschrift am Institut für Sport und Sportwissenschaft der Universität Freiburg; Januar, 1993.

GOLLHOFER, A.: Innervations characteristics of M. gastrocnemius during landing on different surfaces. In: Abstract Book 10th International Congress of Biomechanics, Umea; 1985:14, S. 89.

GOLLHOFER, A.; SCHMIDTBLEICHER, D.; DIETZ, V.: Regulation of Muscle Stiffness in Human Locomotion. Intern. Journal Sports Medicine, 1984, S. 19-22,

GOLLHOFER, A.: Komponenten der Schnellkraftleistung im Dehnungs-Verkürzungs-Zyklus. Erlensee: SFT-Verlag, 1987a.

GOLLHOFER, A.; KOMI, P.V.; MIYASHITA, M.; AURA, O.: Fatigue during stretch shortening cycle exercises: changes in mechanical performance of human skeletal muscle. Int. J. Sports Med. 8, 1987b, S. 71-81.

GOLLHOFER, A.; Komi, P.V.; FUJITSUKA, N.; MIYASHITA, M.: Fatigue during stretch shortening cycle exercises: changes in neuromuscular activation patterns of human skeletal muscle. Int. J. Sports Med. 8, 1987c, S. 38-41.

GOLLHOFER, A; KOMI, P.V.; HYVÄRINEN, T.: Auswirkungen eines Marathonlaufes auf die Leistungscharakteristik und das Innervationsverhalten der Beinstreckmuskulatur. Deutsche Zeitschrift für Sportmedizin, 40, Nr. 11, 1989, S. 348-354.

GOLLHOFER, A.; HORSTMANN, G.A.; SCHMIDTBLEICHER, D.; SCHÖNTHAL, D.: Reproducibility of electromyographic patterns in stretch- shortening type contraction. E. Journal of Applied Physiology, 1990/ 60, S. 7-14.

GOTTLIEB, G.L.; AGARWAL, G.C.: Response to sudden torques about ankle in man: Myostatic reflex, Journal of Neurophysiology 42, 1979, S. 91-106.

GROSSER, M.; ZIMMERMANN, E.; EHLENZ, H.: Zu den Voraussetzungen, Inhalten, Methoden der Periodisierung und den Grenzen des Krafttrainings für Sprinter (100m-Lauf). In: Grundlagen des Maximal- und Schnellkrafttrainings, BÜHRLE, M. (Hrsg.). BiSp Bd. 56, 1985, S. 301-315.

GUNDLACH, H.: Laufgeschwindigkeit und Schrittgestaltung im 100-m Lauf. Theorie und Praxis der Körperkultur (Leipzig); 3 , 1963, S. 254-262.

HECK, H.; LIESEN, H.; MADER, A.; POMMERING, B.; HOLLMANN, W.: Das Verhalten von Laktat und Pulsfrequenz auf zwei verschiedenen Laufbändern mit und ohne Spirographenmaske und auf der Kunststoffbahn. In: JESCHKE, D: (Ed.): Position of Sports medicine and Sports Science. Berlin 1984, 66-72.

HERING, G.; HENNING, E.; RIEHLE, H.J.: Reproducibility of IEMG measurements on the m. triceps brachii. Congress book of abstract, XI A, Amsterdam, 1987.

HILL, A.V.: The air resistance to a runner. Proc. Roy. Soc. B. 102, 1927, S. 380-385.

HOFFMANN, K.: Kultura Fizyczana, 1964, R. 17, N 9, S. 29-31.

HOFFMANN, K.: Stature, leg length and stride frequency. Track technique, 46, S. 1463-1469, 1971.

HOSHIKAWA, T.; MATSUI, H.; MIYASHITA, M.: Analysis of Running Pattern in Relation to Speed. In: Medicine and Sport, Vol 8. Biomechanics III, 1973, S. 342-348, Karger / Berlin.

HOWALD, H.: Morphologische und funktionelle Veränderungen der Muskelfaser durch Training. In: BÜHRLE, M. (Hrsg.), Grundlagen des Maximal- und Schnellkrafttrainings, BISP Bd. 56, 1985, S. 35-52.

HÖGBERGS, P.: Length of stride, stride frequency, "flight period and maximum distance between the feet during running with different speeds. Arbeitsphysiologie, Bd. 14, 1952, S. 431-436.

ITO, A.; FUCHIMOTO, T.; KANEKO, M.: Quantitative Analyses of EMG during Various Speeds of Running, Biomechanics IX -B, 1985, S. 301-306.

KANEKO, M.; FUCHIMOTO, T.: Biomechanical characteristics of fatigue during 400m and 800m runs. In XIIIth International Congress on Biomechanics, Book of Abstracts, 1991, Perth.

KEHM, M.: Ermüdungsbedingte Veränderungen biomechanischer Schrittparameter im 800m- und 1500m-Lauf. Diplomarbeit am IfS Frankfurt, 1993.

KIM, D.H.: Fatigue of stretch-shortening-cycle exercise: basic response and training effects. Licentiate Thesis for Biomechanics, Department of Biology of Physical Activity, University of Jyväskylä, September 1988.

KOMI, P.V.: Biomechanical features of running with special emphasis on load characteristics and mechanical efficiency. In: Biomechanical Aspects of Sport Shoes and Playing Surfaces (Eds. NIGG, B. & KERR, B.) 1983, S. 123-134.

KOMI, P.V.; KANEKO, M.; AURA, O.: EMG activity of the Leg extensor muscles with special reference to mechanical efficiency in concentric and eccentric exercise. Intern. Journ. Sports Med. 8, 1987, S. 22-29.

KOMI, P.V.; GOLLHOFER, A.; SCHMIDTBLEICHER, D.; FRICK, U.: Interaction between Man and Shoe in Running: Consideration for a More Comprehensive Measurement Approach, 1987.

KOMI, P.V.; GOLLHOFER, A.: Biomechanics of Man-Shoe-Surface Interaction. Department of Biology of Physical Activity, Jyväskyla, Finnland 1991.

KÜCHLER, J; PERLT, B.; SCHATTKE, U.: Biomechanische Untersuchungen zur Schrittstruktur im Mittel- und Langstreckenlauf. Leistungssport 3/1992, S. 41-45.

KIBELE, A.; MÜLLER, K.-J.: Neuromuskuläre Aktivierung der Beinstreckmuskulatur. In: Deutsche Zeitschrift für Sportmedizin 40, 1989, Nr. 3, S. 80-84.

KWAN, H.C.; MURPHY, J.T.; REPECK, M.W.: Control of stiffness by medium latency electromyographic response to limb perturbation. In: Can. J. Physiol. Pharmakon. 57, 1980, S. 277-285.

LEBEDEW, G.: Elektromyografische Untersuchung eines Bewegungsablaufs bei Werfern. Legskaja Atletika, Moskau, 8, 1962, S. 15-18.

LEE, R.G.; TATTON, W.G.: Long loop reflexes in man: Clinical Applications. In: DESMEDT, J.E. (ed.): Cerebral Motor Control in Man: Long Loop Mechanisms (Prog. Clin. Neurophysiol., Vol. 4, Karger Basel, 1978, S. 320-330,

LEINER, B.: Einführung in die Zeitreihenanalyse, 3. Aufl., R. Oldenbourg Verlag München Wien, 1991.

LEINER, B.: Einführung in die Statistik, 5. Aufl., R. Oldenbourg Verlag München Wien, 1991.

LÜCHTENBERG, D.; RIEHLE, H.: Analyses of speed Parameters in middle-distance running. Biomechanics XI B, 1987.

LUTHANAEN, P.; KOMI, P.V.: Force-, Power-, and Elasticity-Velocity Relationships in Walking, Running and Jumping. Eur. J. Appl. Physiol, Vol. 44, 1980, S. 279-289.

MANN, R.A.; HAGY, J. L.: Biomechanics of walking, running, and sprinting. The American Journal of Sports Medicine, Vol. 8, No. 5, 1980, S. 345-350.

MANN, R.A.; SPRAGUE, P.: A Kinetic Analysis of the Ground Leg during Sprint Running. Research Quarterly for exercise and sport, Vol. 51, No. 2, 1980, S. 334-348.

MANN, R.A.; MORAN, G. T.; DOUGHERTY, S.E: Comparative electromyography of the lower extremity in jogging, running, sprinting. In: The American Journal of sports Medicine, Vol. 14, No.6, 1986, S. 501-510.

MAREY, E. J.: Movement 1972 – Le mouvement. Paris: Masson, im Original veröffentlicht, 1895.

MARSDEN, C.D.; MERTON, P.A.; MORTON, H.B.; ADAM, J.; HALLETT, M.: Automatic and voluntary responses to muscle stretch in man. In: DESMEDT, J.E. (Ed.): Cerebral Motor Control in Man: Long Loop Mechanisms (Prog. Clin. Neurophysiol.), Vol. 4, Karger Basel, 1978, S. 167-177.

MACMAHON, T.A.; GREENE P.R.: The Influence of track compliance on running. J. biomechanics Vol. 12, 1984, S. 893-904.

MARSHALL, R. N.; PATERSON, D.J.; GLENDINING, P.: Mechanics of prolonged downhill running. International Journal of Sport Biomechanics 6, 1990, S. 56-66.

McCLAY, I. S., LAKE, M. J., Cavanagh, P. R.: Muscle Activity in Running. In: CAVANAGH, P. R. (Ed.): Biomechanics of Distance Running. Human Kinetics Books, Champaign, 1990, S. 165-186.

MERO, A., LUTHANEN, P.; KOMI, P.V.: Zum Einfluss von Kontaktphasenmerkmalen auf die Schrittfrequenz beim Maximalsprint. Leistungssport 12. Jhrg., Nr. 4 / 1982, S. 308-313.

MERO, A.; KOMI, P.V.: Force-, EMG- and elasticity-velocity relationships at sub maximal, maximal and supramaximal running speeds of sprinters. Eur. J. Appl. Physiology, 55, 1986a, S. 553-562.

MERO, A.; LUTHANEN, P.: Kinematics of top sprint (400m) running in fatigued conditions. In: Track and field quarterly reviews, 1986b, S. 42-45.

MERO, A.; KOMI, P.V.: Electromyographic activity in sprinting at different speeds ranging from submaximal to supramaximal. Med. Science Sports Exerc, 19, 1987a, S. 266-275.

MERO, A.; KOMI, P.V., RUSKO, H.; HIRVONEN, J.: Neuromuscular and Anaerobic Performance of Sprinters at Maximal and Supramaximal Speed. Intern. J. Sports Med. Vol. 8, 1987b, S. 55-60.

MERO, A., PELTOLA, E.: Neural activation fatigued and non fatigued conditions of short and long sprint running. Biology of sport, Vol. 6, No. 1, 1989, S. 43-57.

MILANI, T.; HENNIG, E.; RIEHLE, H.: A comparison of locomotors characteristics during treadmill and overground running. In: GROOT DE , G.; HOLLANDER, A.P.; VAN INGEN SCHENAU, G.J. (Eds.): Biomechanics XI-B, Amsterdam, 1988, S. 655-659.

MIYASHITA, M.; MATSUI, H.; MIURA, M.: The relation between electrical activity in muscle and speed of walking and running. In: VREDENBREGT & WARTENWEILER (Eds.) Biomechanics II, Baltimore: University Park Press, 1971, S. 192-196.

MONTGOMERY, W. H.; PINK, M.; PERRY, J.: Electromyographic Analysis of Hip and Knee Musculature during Running. The American Journal of Sports Medicine, Vol. 22, No. 2, 1994, S. 272-278.

MUYBRIDGE, E.: Animal locomotion (Vol 1-11). Philadelphia: University of Pennsylvania, 1887.

NELSON, D.L.; HUTTON, R.S.: Dynamic and static stretch responses in muscle spindle receptors in fatigued muscle. Medicine and science in Sports and Exercise, Vol. 17, No. 4, 1985, S. 445-450.

NELSON, R.C.; DILLMANN, C.J.; LAGASSE, P.; BICKETT, P. Biomechanics of overground versus treadmill running. In: Medicine and science in Sports 4 / 1972, S. 233-240.

NIGG, B.M.: Biomechanische Überlegungen zur Belastung des Bewegungsapparates. In: COTTA, H.; KRAHL, H.; STEINBRÜCK, K. (Hrsg.): Die Belastungstoleranz des Bewegungsapparates. Stuttgart 1980, S. 44-54.

NIGG, B.M.; DENOTH, J.; NEUKOMM, P.A.: Quantifying the load on the human body: Problems and some possible solutions. In: MORECKI, A.; FIDELIUS, K.; KEDZIOR, K.; WIT, A: (Hrsg.): Biomechanics VII B, Baltimore, 1981a, S. 88-99.

NIGG, B.M.; DENOTH, J.; LUETHI, S.; STACOFF, A.: Methodological aspects of sport shoe and sport floor analysis. Paper presented at the VIIIth International Congress of Biomechanics, Nagoya, Japan, 1981b.

NIGG, B. M.: External force measurements with sport shoes and playing surfaces. In: NIGG, B. M.; KERR, B. A. (Hrsg.): International Symposium on Sport shoes and Playing Surfaces, Calgary 1983, S. 11-23.

NIGG, B. M. (Ed): Biomechanics of running shoes. Champaign, IL: Human Kinetics. 1986

NICOL, C.; KOMI, P.V.; MARGONNET, P.: Combined effects of Marathon race on running kinematics and neuromuscular function. In: International Congress on Biomechanics XIII, Perth, Book of abstracts, 1991, S. 294-295.

NICOL, C.; KOMI, P.V.; MARGONNET, P.: II Fatigue effects of marathon running in neuromuscular performance. Scandinavian Journal of medicine & science in Sports 1, 1991, S. 18-24.

NICOL, A.: A triaxial flexible electrogoniometer. In: DeGROOT, HOLLANDER, HUIJING, VAN INGEN SCHENAU, (Hrsg.): Biomechanics XI-B. Free University Press, Amsterdam 1988.

NILSSON, J.; THORSTENSSON, A.; HALBERTSMA, J.: Changes in leg movements and muscle activity with speed of locomotion and mode of progression in humans. Acta Physiol. Scand. 123, 1985, S. 457-475.

NOHARA, H.; HARADA, A.: Changes running kinematics during 10.000 meter race. In: International Congress on Biomechanics XIII, Perth, Book of abstracts, 1991, S. 956-957.

NUMMELA, A.; VUORIMAA, T., RUSKO, H.: Changes in force production, blood lactate and EMG activity in the 400m sprint. Journal of sports sciences, 10 / 1992, S. 217-228.

NUMELA, A.; RUSKO, H.; MERO, A.: Short-Term maximal run induced changes in neuromuscular function. In: International Congress on Biomechanics XIII, Perth, Book of abstracts, 1991, S. 964-965.

PAYNE, A.H.: A comparison of the ground forces in race walking with those in normal walking and running. In: Asmussen, E.; Jorgensen, K. (Hrsg.): Biomechanics VI A, Baltimore, 1978, S. 293-301.

PUGH, L.G.C.E.: The influence of wind resistance in running and walking and the mechanical efficiency of work against horizontal or vertical forces. Journal of Physiology (London), 1971, v.213, S. 225-276.

REINISCH, M.; SCHAFF, P. HAUSER, W.; ROSEMEYER, B.: Laufband versus Feldversuch. Sportverletzungen Sportschaden, 5. Jhrg, 6 / 1991, S. 60-73.

ROY, B.: Temporal and dynamic factors of long distance running. In: MORECKI, A.; FIDELIUS, K.; KEDZIOR, K.; WIT, A. (Hrsg.). Biomechanics VII B, Baltimore 1981, S. 219-225.

RITZDORF, W.; BRÜGGEMANN, G.-P.; MESTER, J.; NEUMAIER, A.; THOMANN, I.: Ausgewählte Aspekte der Kraftdiagnostik im Hochleistungssport. In: Krafttraining in der Sportwissenschaftlichen Forschung; Schriftenreihe Bundesinstitut für Sportwissenschaft (Hrsg.: Carl, Mechling, Quade, Stehle), 7 / 1992, S. 20-36.

SCHLICHT, W.; JANSSEN, J.-P.: Der Einzelfall in der empirischen Forschung der Sportwissenschaft: Begründung und Demonstration zeitreihenanalytischer Methoden. In: Sportwissenschaften 20 / 1990, S. 263-280.

SCHMALBRUCH, H.: Die quergestreiften Muskelfasern des Menschen. In: Ergebnisse der Anatomie und Entwicklungsgeschichte, 43 / 1970, S. 1-75.

SCHMIDTBLEICHER, D.; DIETZ, V.; NOTH, J.; ANTONI, M.. Auftreten und funktionelle Bedeutung des Muskeldehnungsreflexes bei Lauf- und Sprungbewegungen. Leistungssport, 8. Jhrg., Nr. 6, 1978, S. 480-490.

SCHMIDTBLEICHER, D.; ANTONI, M.; DIETZ, V.: Innervationsmuster der Beinstreckmuskulatur bei Bergaufläufen. Leistungssport 11, 1981a, 5, S. 350-356.

SCHMIDTBLEICHER, D.; Müller, K.J.; Noth, J.: Dämpfungs-Eigenschaften von Sportmatten und ihr Einfluss auf die Ausprägung von Muskeldehnungsreflexen – Ein Beitrag zur Unfallverhütung im Sport. Deutsche Zeitschrift für Sportmedizin 32, 1981b, 4, S. 95-103.

SCHMIDTBEICHER, D.; GOLLHOFER, A.: Neuromuskuläre Untersuchungen zur Bestimmung individueller Belastungsgrößen für eine Tiefsprungtraining. Leistungssport 12, 1982, S. 298-307.

SCHMIDTBLEICHER, D.: Sportliches Krafttraining und motorische Grundlagenforschung. In: BERGER et al.: Haltung und Bewegung beim Menschen, Springer Verlag Berlin Heidelberg, 1984, S. 155-188.

SCHMIDTBEICHER, D. Neurophysiologische Aspekte des Sprungkrafttrainings. In: CARL, K. ;SCHIFFER, J. (Hrsg): Zur Praxis des Sprungkrafttrainings. Dokumentation eines Workshops vom 5-7.12.1985 in Köln, 1986.

SCHMIDTBLEICHER, D.; GOLLHOFER, A.; FRICK, U.: Auswirkungen eines Tiefsprungtrainings auf die Leistungsfähigkeit und das Innervationsverhalten der Beinstreckmuskulatur. Deutsche Zeitschrift für Sportmedizin, 38, Nr. 9, 1987, S. 389-394.

SCHMIDTBLEICHER, D.; FRICK, U.; STUTZ, R.: Zwischenbericht zum Forschungsprojekt "Sprungmodifikationen", BISP - 1989.

SCHMITZ, B.: Einführung in die Zeitreihenanalyse. In: Methoden der Psychologie, PAWLIK, K. (Hrsg.), Bd. 10, Verlag Hans Huber, 1989.

SCHUPPE, H.: Physik der Leibesübungen. Stuttgart. Enke 1941.

SCHWAB, G.H.; MOYNES, D.R.; JOBE, F.W.; PERRY, J.: Lower extremity electromyographic analysis of running gait. Clinical Orthopaedics and related Research, 176, 1983, S. 166-170.

SCHWENKMEZGER, P.; WACHTMEISTER, J.: Individuelle Auswirkungen des Olympiaboykotts – Eine Einzelfallstudie –. Leistungssport, 11. Jahrgang, Nr. 6 / 1981, S. 505-512.

SINNING, W.E.; FORSYTH, H.L.: Lower-limb actions while running at different velocities. Medicine and Science in Sport, Vol. 2, No. 1, 1970, S. 28-34.

SPRAGUE, P.; MANN, R.V.: The effect of muscular fatigue on the kinetics of sprint running. Research Quarterly for Exercise and Sport, Vol. 54, No. 1, 1983, S. 60-66,

STUTZ, R.; FRICK, U.; KÜNNEMEYER, J.; SCHMIDTBLEICHER, D.: Veränderungen von Schrittstrukturmerkmalen bei ermüdenden Mittelstreckenläufen, In: BRACK, R. HOHMANN, A; WIELAND, H. (Hrsg.) Trainingssteuerung – konzeptionelle u. trainingsmethodische Aspekte, Verlag Nagelschmidt, Stuttgart, 1994, S. 185-190.

STUTZ, R.: Zwischenbericht des Promotionstipendiums "Modulationen neuromuskulärer Bewegungsregulationen bei Laufbewegungen" zur Vorlage bei der Graduiertenförderung der Universität Frankfurt/Main, 1991.

STUTZ, R.: Abschlussbericht des Promotionsstipendium "Modulationen neuromuskulärer Bewegungsregulationen bei Laufbewegungen" zur Vorlage bei der Graduiertenförderung der Universität Frankfurt/Main, 1992.

STUTZ, R.; SCHMIDTBLEICHER, D.: Veränderungen biomechanischer Parameter bei erschöpfender Laufbandarbeit. In: Leistungsdiagnostische und präventive Aspekte der Sportbiomechanik. DVS-Schriftenreihe, 1994.

TIDOW, G.; WIEMANN, K.: Zur Optimierung des Sprintlaufs – bewegungsanalytische Aspekte. Leistungssport 5 / 1994, S. 14-19.

VAN INGEN SCHENAU, G. J.: Some fundamental aspects of the biomechanics of overground versus treadmill locomotion. Med. Sci. Sports Exercise 12 (4), 1980, S. 257-261.

VIITASALO, J.T.; KOMI, P.V.: Signal Characteristics of EMG during Fatigue. European J. Appl. Physiology, 37, 1977, S. 111-121.

VIITASALO, J.T.; SAUKKONEN, S.; KOMI, P.V.: Reproducibility of measurement of selected neuromuscular performance variables in man. Electromyography. Clin. Neurophysiology, 20 / 1980, S. 478-501.

WANK, V.; FRICK, U.; SCHMIDTBLEICHER, D.: Kinematics and Electromyography of Lower Limb Muscles in Overground and Treadmill Running. In: J. Sports Med.19, 1998, S. 455-461.

WASER, J.: Zum Techniktraining beim Laufen. Leistungssport, 1, 1985, S. 34-38.

WEBER, W.; WEBER, E.: Originalarbeit: Mechanik der menschlichen Gehwerkzeuge, Göttingen, Dietreichschen Buchhandlung, 1836. "The mechanics of human locomotion" in: CAVANAGH, R.R. (Ed): Biomechanics of Distance Running, Human Kinetics Books, Champaign, Illinois, 1990.

WIEMANN, K.. Die Muskelaktivität beim Laufen. Leistungssport, 4, 1986, S. 27-31.

WIEMANN, K.: Die ischiocruralen Muskeln beim Sprint. In: Die Lehre der Leichtathletik, 1989, Nr. 27 S.783-786; Nr. 28, S. 816-818.

WIEMANN, K.: Die ischiocrurale Muskulatur. In: Krafttraining in der Sportwissenschaftlichen Forschung; Schriftenreihe Bundesinstitut für Sportwissenschaft (Hrsg.: Carl; Mechling, Quade, Stehle), 7 / 1992, S. 37-74.

WILLIAMS, K.R: Biomechanics of Running. Exercise and Sport Sciences Reviews, Vol. 3, 1985, S. 389-441.

WILLIAMS, K.R.: Biomechanical Relationship in middle distance running. In: Symposium Köln, Techniques in Athletics, 1990

WILLIAMS, K.R.; REBECCA, S.; AGRUSS, C: Changes in distance running kinematics with fatigue. Int. J. Sport Biomechanics 7, 1991, S. 138-162.

WINTER, D.A.: Biomechanics of Human Movements, 1979, S.145-146.

WITT, M.; GOHLITZ, D.; TAWALBEH, B.: Zur weiteren Erschließung der Sporttechnik als Voraussetzung für ein aufgabenbezogenes Krafttraining im Mittel- und Langstreckenlauf. Leistungssport 5 / 1992, S. 29-34.

ZACIORSKIJ, V.M.: Biomechanische Grundlagen der Ausdauer. Berlin, 1987.

ZIPP, P.: Die Bemessung der Elektroden-Haut-Kontaktfläche und der Verstärkereingangsimpedanz bei der quantitativen Oberflächenelektromyographie. Biomed. Tech. 23, 1978, S. 130-140.

Der disserta Verlag bietet die kostenlose Publikation
Ihrer Dissertation als hochwertige
Hardcover- oder Paperback-Ausgabe.

Fachautoren bietet der disserta Verlag
die kostenlose Veröffentlichung professioneller Fachbücher.

Der disserta Verlag ist Partner für die Veröffentlichung
von Schriftenreihen aus Hochschule und Wissenschaft.

Weitere Informationen auf www.disserta-verlag.de

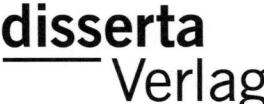